緊急出版

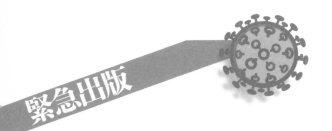

「新型コロナワクチン」とウイルス変異株

遺伝学者
五條堀 孝
Takashi Gojobori

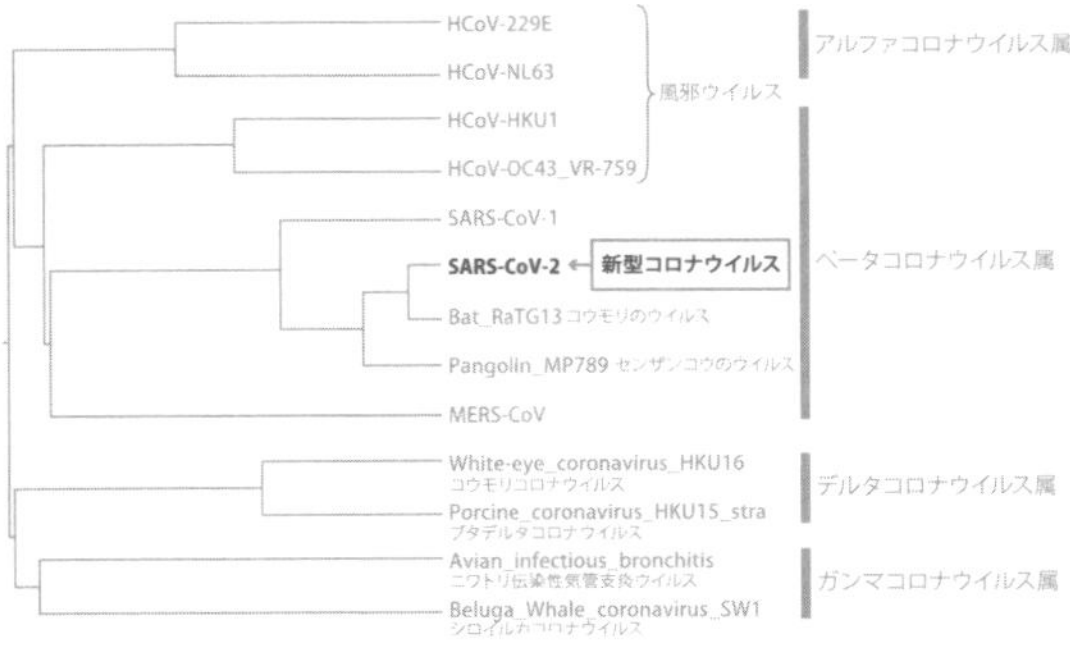

春秋社

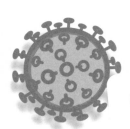

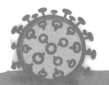

まえがき

二〇一九年末、中国武漢市で確認された新型コロナウイルスは、正式には「重症急性呼吸器症候群コロナウイルス２（SARS-CoV-2）」と呼ばれ、その後、欧州、アメリカ、アジア、アフリカと中心を変えながら広がりパンデミックが襲いました。このウイルスに感染すると、感染者は「コロナウイルス感染症（COVID-19）」すなわち急性呼吸器疾患を引き起こします。そしてこの感染症ウイルスは、以前に流行した重症急性呼吸器症候群コロナウイルス（SARS-CoV）および中東呼吸器症候群コロナウイルス（MERS-CoV）とは系統的に親類関係にあるものの、それらとは比較にならないほど人類に圧倒的な脅威をもたらしています。

二〇二一年六月現在、日本は第四波の緊急事態宣言は解除されましたが、全国民へのワクチン接種を速やかに行うことを急務とするほか、感染拡大の抑制と経済活動との両立を見据えた変異株対応のワクチン開発、そして感染を終息に向かわせるための増殖阻害剤（治療薬）の開発が期待されているところです。

新型コロナウイルスのワクチンにはさまざまなものがありますが、主として使用されているのは、ファイザー社およびモデルナ社のメッセンジャーＲＮＡ（ｍＲＮＡ）ワクチンです。私たちのＤＮＡの持つ遺伝情報を細胞核から細胞質へ伝える役割を担っているｍＲＮＡを用いることで、私たちの身体でウイルスのタンパク質を生成し、免疫記憶を発動させて中和抗体を作ることができるのです。これには本書で述べられているように、ｍＲＮＡをワクチンとして使用するまでの研究に長い年月がかけられており、そこではいくつか特筆されるべき工夫が凝らされています。

日本でもｍＲＮＡワクチンが使われるようになると、私のところには疑問や不安の声が殺到しました。「開発されて間もないワクチンを投与しても大丈夫でしょうか？」「遺伝子操作されたワクチンを投与しても、将来の子どもに影響はないでしょうか？」「変異株が問題視されていますが、ｍＲＮＡワクチンはどこまで効くのでしょうか？」「新型コロナについていろいろな情報が飛び交っていますが、何を信じてよいのか分かりません！」「変異とは、いったい何ですか？」など……。

そこで、遺伝学者の立場からこうした不安や疑問に応えようと、とりわけｍＲＮＡワクチンの仕組みや有効性および安全性、ウイルスへの対応策、変異株についての考え方など、正確にわかりやすく説くことの必要性を感じ、本書を緊急出版することにしました。

私の専門は、遺伝学およびゲノム進化学です。新型コロナウイルスについて、疫学的にはもちろん遺伝学的知見からもさまざまに研究が行われ、これまでに多くのことが分かってきました。変異を起こすウイルスの進化速度や感染を強化したり重症化させたり、さらには死亡に至らしめる特定変異株の存在、そしてウイルスと私たち人間との相関関係などです。

現在、私たち人間とウイルスの関係は、ゲノム進化学でいわれる「赤の女王」仮説の状態にあります。これは、いわゆる私たちのワクチン開発とウイルスの進化が格闘している状況で、そこでの対応策が問われています。私たちは、外敵である新型コロナウイルスの正体を正しく把握し、的確に対処していかなければなりません。なかでも、ウイルスの進化速度を知ることは極めて重要です。それによって、新型コロナウイルスの繰り出す変異戦略を見抜くことができ、その変異速度に即した対策、処置を講じることができ、可能な限り終息に向かわせることができるからです。

というのも一九八〇年代、エイズウイルスの問題が急過熱した時期がありました。当時、私はエイズウイルス研究に携わった一人ですが、遺伝学の観点からエイズウイルスの進化速度を推定したところ、あまりにも超高速であったため、「ワクチン開発では対応不可能、増殖阻害剤（治療薬）のみでの対応にならざるを得ないのではないか」と予見しました。当初は研究者として独り立ちしたばかりでしたので、論理的に導き出した予測があたるとは思わなかったにもかかわらず、予見通りエイズウイルスはいまだに治療薬のみで対応されています。

その後、さまざまなウイルス研究を行なってきましたが、基本的な考え方はどれも同じで、ウイルス進化を正確に読み解くことが基本です。したがって、新型コロナウイルスについても、同様の知見からウイルスとの向き合い方や基本的な考え方を説いていきます。

本書は、三章構成で成り立っています。「１　メッセンジャーＲＮＡ（ｍＲＮＡ）ワクチンの姿」では、ｍＲＮＡワクチンの特性や構造、私たちの身体に入った時の仕組みや安全性および効果について述べます。続く「２　新型コロナウイルスが騒ぐ」では、ウイルスとどのようにつき合えば良いのか、そしてウイルス変異株とは何か、変異に対する正しい考え方と見方について伝えていきます。「3　ウイルス研究とゲノム進化学の現在」では、新型コロナウイルス検査としてＰＣＲ検査が普及していますが、その対応力や、感染性を高めたり重症化したりしやすい変異を見逃さないためにはどうすれば良いのか、最新のゲノム進化学の視点から対処法を探っていきます。

各章の最後には、ワクチンや変異株などに対する不安や疑問を一気に解消してくれる「不安解消！　Ｑ＆Ａ」がついているのも特徴です。さまざまな視点から目の前にある疑問を解明しているので、時間のない人や戸惑いのある人の心を素早くなだめてくれるでしょう。

一人でも多くの人が安心してワクチン接種に臨め、生活の不安がわずかでも取り除かれるなど、本書が少しでも皆様のお力になれたなら、筆者としてこの上ない喜びです。

「新型コロナワクチン」とウイルス変異株　目次

不安解消！　Q＆A　*29*

＊新型コロナワクチンは何種類ある？
＊どのワクチンが一番効く？
＊ｍＲＮＡワクチンは他のワクチンとどこが違う？
＊ファイザー社のｍＲＮＡワクチンは、どのように作られるの？
＊ｍＲＮＡワクチンを接種すると、遺伝子組み換え人間になる？
＊一〇〇歳以上の高齢者でもｍＲＮＡワクチンの接種は可能なの？
＊ワクチン接種は小児には必要ない？
＊ｍＲＮＡワクチンの安全性は大丈夫？
＊なぜｍＲＮＡワクチンは二回接種する？
＊ｍＲＮＡワクチンは変異株に効く？
＊ｍＲＮＡワクチンといわれるファイザー社とモデルナ社はどこが違う？
＊新型コロナワクチンは、どうしてワクチンの種類によって保管温度が異なるの？
＊ワクチンの効果はどのくらいの期間持つ？
＊新型コロナウイルスに感染した人もワクチン接種は必要？
＊親が高齢で認知症ですが、新型コロナワクチンは接種できる？
＊ワクチン接種をしたら証明書がもらえる？
＊ワクチン接種をした日はお風呂に入っていい？
＊ワクチン接種をした後、運動をしても良い？
＊ワクチンを接種した後で、新型コロナウイルスに感染することはある？
＊ワクチンを接種して副反応が出たらどうする？
＊ｍＲＮＡワクチンは、どういう効果をもたらすの？
＊どうして日本でのワクチン開発は遅れたの？

「新型コロナワクチン」とウイルス変異株

1

メッセンジャーRNA（mRNA）ワクチンの姿

ワクチンとは何か

子どもの頃、おたふく風邪や水ぼうそうなど伝染病の予防接種を受けた経験のある方は多いと思います。それと同じで、ワクチンは感染を予防し、感染しても問題ないように身体を防御するためのものです。そこでは、私たち人間の持つ免疫システムを稼働させて、病原体いわゆるウイルスや細菌などの外敵が身体の中に入った場合にも、すぐさま身体を防御できるように備えておくのです。

今回の場合は、新型コロナウイルスが外敵です。

このウイルスが身体の中に入ってくると、ただちに免疫システムが機能し、免疫担当細胞が活性化され、ウイルスに反応して身体のなかで抗体というタンパク質が作られます。その抗体はウイルスをミサイルの標的のごとく認識し、集中的に攻撃していきます。「自然免疫」と「獲得免疫」という二つの免疫システムが作動し、ミサイル攻撃としての抗体は、獲得免疫の主戦力となっていくのです。

こうした身体を防御するシステムを即座に働かせるために、一般にはウイルスの持つ弱毒化したタンパク質や病原性をなくしたタンパク質を身体の中に入れて、抗体に覚えさせる準備をしておかなければなりません。事前に免疫システムに記憶させておくようなものを「ワクチン」といい、そうした方法で身体を守っていく態勢が作られていくことを「ワクチン予防」あるいは「ワクチン療法」といいます。そうすることで抗体はいつでも標的となるウイルスが侵入して来たときに、直ちに認識して攻撃態勢をとることができるのです。

ワクチンには、生ワクチンや不活化ワクチン、そして今回の新型コロナで初めて登場したメッセンジャーRNA（以下、mRNAとする）ワクチンなどたくさんの種類があり、その作り方もさまざまです。

「生ワクチン」。これは病原体となるウイルスや細菌の毒性を弱めたものを原材料に、ワクチンとして体内に取り込んでいきます。取り込まれたウイルスや細菌は、体内で増殖し、そうすることで抗体をつくり、免疫を高めて有効性をもたらすというものです。風疹やおたふく風邪、水ぼうそうなどのワクチンがこれにあたります。ここでは、生ワクチンといわれるように、活性のあるウイルスや細菌をそのまま使っているので、ワクチンを打つ回数も少なくて済みます。

「不活化ワクチン」。これは病原体となるウイルスや細菌の感染する能力を失わせたものを体内に取り込んでいく方法です。ここでは、死んだ病原体の一部をワクチンとして使用します。生ワクチンとちがい、病原体の死骸やその一部は体内で増殖することはないため、免疫機能が働きにくい可能性があるというのが主な特徴です。そのため、インフルエンザワクチンに代表されるように、有効期間が短く複数回接種しなければなりません。

もう一つ「トキソイドワクチン」というものがあります。これは病原体から毒素のみを抽出し、その毒素で害がないようにしたものです。四種混合や破傷風で接種されるワクチンには、この手法が用いられています。これは不活化ワクチンと同じく、免疫力がつきにくいため複数回にわたって接種することが必要となります。

その他にも細かなものはいくつかありますが、これまで私たちの生活において身近に使われてきた主なワクチンは、以上のようなものであると思われます。それ以外に、ＤＮＡワクチンやｍＲＮＡワクチンなども存在します。それについては後ほど見ていきましょう。

ここで、ワクチンと治療薬の違いについて触れておきたいと思います。

ワクチンは、これまで見てきたように、ウイルスや細菌に感染しても私たちの身体を防御できるよう、事前に免疫システムを働かせて守っていくシステムであるのに対して、治療薬は基本的には感染した後に対処していくものです。

ウイルスや細菌は、身体のなかに入るとどんどん増殖していきます。治療薬の主たるものは、この増殖を阻止するために増殖機能を止めるもので、正式には「ウイルス増殖阻害剤」といわれます。これが基本的な薬となって働きます。治療薬の場合には、必ずしも免疫反応をもたらしません。そのため、ワクチンは予防的に備えることができますが、治療薬はウイルスに感染して初めて役に立つものなので、事前に備えることはできないことが多いのです。

もう一つ主な特徴として、ワクチンの場合は、元来のウイルスから変化した状態、つまり変異が起こると、時としてワクチンが効かなくなることがあります。他方、治療薬の方は変異に関係なく効くことが多いゆえ、治療薬ができると、ウイルス感染症は万全な対処策になるものと考えられます。

「DNAワクチン」と「mRNAワクチン」

基本的にワクチンは、ウイルスが持つタンパク質の一部、あるいはそれに似たものを身体の中に取り入れて抗体に標的として覚えさせていきます。その際に、ウイルスそのものが持っているタンパク質をそのままワクチンとして使用し、体内に入れると、かえって病気を引き起こしてしまうので、タンパク質の毒性を弱め、タンパク質が機能しないように形を変えて体内に取り入れるということになります。このようにウイルスのタンパク質を弱毒化したり不活化したりして用いるのが従来のワクチン製法です。

では、従来の製法とＤＮＡを用いたＤＮＡワクチンやｍＲＮＡワクチンとは、何が違うのでしょうか。

これまでワクチン製法のなかで繰り返し述べてきた「タンパク質を作る」ということは、どんな生き物であっても、生命あるものはみな同じ機構を有しています。そこには、タンパク質が作られる基本的な原理が存在し、「ＤＮＡ→ｍＲＮＡ→タンパク質」という流れで作られていきます。このＤＮＡの設計図の流れに沿って編み出されたワクチンが、「ＤＮＡワクチン」と「ｍＲ

NAワクチン」です。

これらのワクチンは、病原体であるウイルスや細菌のタンパク質を外から私たちの身体に取り込むのではなく、病原体の持つDNAあるいはmRNAを身体に取り入れることによって、体内で病原体のタンパク質を合成していくものです。つまり、病原体のタンパク質の情報を写し取った、いわゆるコードしたDNAまたはmRNAを私たちの身体のなかに取り込み、細胞のなかで病原体のタンパク質を作らせ、免疫機能を活性化させる仕組みのものです。

これは、通称「核酸ワクチン」ともいわれ、私たちの筋肉内にワクチンとして投与されると、DNAやmRNAの指示にしたがって病原体の持つタンパク質の一部が体内で合成され、免疫システムを機能させることができます。

このように、私たちの身体の内側で病原体のタンパク質を作らせて、それを免疫システムに感知させ、免疫担当細胞を刺激することで抗体として標的に備えていく、これがDNAワクチンあるいはmRNAワクチンです。ここでもウイルスのタンパク質がそのまま作られるようになると病気になってしまうので、あえて一部を改変したタンパク質になるように、DNAやmRNAをデザインしなければなりません。

DNAワクチンは、mRNAワクチンよりも比較的扱いやすく、安定的であるといわれています。ところが、DNAは細胞核でしっかりと保存されていることから、タンパク質を作るまでの過程が長く、そこに到達するまでの運搬方法については一定の難しさが伴います。

病原体の一部として取り込まれたＤＮＡは、ひとたびｍＲＮＡに変換されたうえでタンパク質が作られるので、病原体のＤＮＡ分子の持つ遺伝情報についてｍＲＮＡを通じて細胞質に伝えなければなりません。核膜を通過した後、細胞質でタンパク質が作られます。したがって、ワクチンを投与してから免疫システムに働きかけるまでの道のりが長く、その分、効果が出るまでに時間がかかるという点も問題です。

それに対し、ｍＲＮＡワクチンの場合には、ＤＮＡを介さずに初めからｍＲＮＡを身体に取り入れるので、ＤＮＡワクチンよりもワンステップ少なくて済みます。ただ、ｍＲＮＡはとても壊れやすいため、扱いが難しい。ＤＮＡに比べると、すぐに分解されてしまうので、一定以下の低温で保たなければなりません。そうした難点はありますが、総合的にみてｍＲＮＡワクチンの方がワンステップ早くタンパク質を作る方向に向かえるので、その意味では感染症対策などでは効果が高いということができます。

ｍＲＮＡワクチンは、そうした壊れやすさの点から、いかに迅速にｍＲＮＡを細胞に入れ、壊れる前にタンパク質を作るようにするかというところが、ワクチン製造技術の難しいところです。これについて成功を収めたのが、ファイザー・ビオンテック社とモデルナ社です。

この二つの会社が成功した背景には、同じ二人の研究開発者の存在があります。ハンガリー出身の女性研究者とペンシルベニア大学の教授です。ワクチンへの実用化に向けた研究開発は、彼らが行った基礎研究の成果によって裏打ちされ、この研究成果から二つのベンチャー企業、ビオンテック社（後にファイザー社とワクチン製造を協業）とモデルナ社がｍＲＮＡワクチンを現実のものにしたということができます。

ｍＲＮＡワクチンの研究開発とその仕組み

ｍＲＮＡワクチンの開発には、二〇年から三〇年という長い歳月が費やされています。その背後には、当時ペンシルベニア大学の助教であったハンガリー出身の女性研究者カタリン・カリコ女史と同大学で教鞭を執っていた免疫学者ドリュー・ワイズマン教授の並々ならぬ貢献がありました。

カリコ氏は母国で博士号を取得した後、一九八五年に夫と娘と共にアメリカへ渡ります。当時、ＲＮＡに関する研究が盛んに行なわれていて、彼女はペンシルベニア大学でｍＲＮＡを治療に用いる研究に従事していました。しかし、研究支援の募集に何度応募しても全く通らない。繰り返し挑戦しますが、誰も彼女の研究を認めてくれないのです。一九九五年にはついに、大学から降格を告げられてしまいます。

こうして大学では長らく冷遇された日々を過ごしていた彼女ですが、それでも諦めずにこつこつと研究を続けていたところ、ある日、同大学の免疫学者ワイズマン教授が「彼女の研究は面白い」ということで、関心をもってくれました。そこで共同研究をスタートさせたことが、現在の成果につながっています。

転機が訪れたのは、二〇〇五年の論文。ついにｍＲＮＡを直接体内に投与し、細胞にタンパク質を作らせるための基本構造が見つかったのです。

ｍＲＮＡは、先に述べたように、ＤＮＡの持つ遺伝情報をタンパク質に翻訳するための橋渡し役をする分子です。このｍＲＮＡを直接に身体の中に入れると、身体の免疫システムは異物として認識し、炎症反応を引き起こしてしまいます。これが問題でした。

ｍＲＮＡは体内に入ると、すぐに分解され溶けてしまいます。これではタンパク質をつくる阻害要因にもなりかねません。そこで、いかにスピーディにｍＲＮＡを細胞に入れ、炎症反応を起こすことなく分解される前にタンパク質を作っていくかということが課題となっていたのです。

カリコ女史は、研究を重ねた結果、ｍＲＮＡを構成する塩基といわれる化合物の一つを人工的に作られた類似体、いわゆる異なった塩基に置き換えてみました。すると、炎症反応を引き起こさずに私たちの身体の中にスムーズに入っていく。しかも壊れにくい。カリコ女史はこの仕組みを発見したのです。〝これは素晴らしい〟ということになり、ワイズマン教授とともにがんの治療や予防ワクチンなどに使えないかということで、さらなる研究に邁進していったのです。

ｍＲＮＡワクチンには、非常に壊れやすいものを細胞に取り入れ、タンパク質を作るようにするための工夫が凝らされています。なかでも主要なのが「キャップ構造」と呼ばれるものです。

ｍＲＮＡの先端に、私たちがふだん被る帽子のような化合物をつけていきます。そうすることで、mRNA分子は分解されずに保護され、タンパク質への翻訳が促進されていくのです。これは一九七〇年代、私が勤務していた国立遺伝学研究所で発見された構造です。当時、三浦謹一郎先生と古市泰宏先生によって発見されました。

このキャップ構造に加えて、先述したように塩基の一部を人工的な類似体に置き換えると、mRNAの分子は、私たちの身体のなかのタンパク質を作り出す工場（リボゾーム）へ安定的に速やかに入っていき、見事にタンパク質を作っていくことができるのです。

もう一つは、人工的なmRNAを脂質の膜を持った粒子に包んで、私たちの身体の細胞質まで運搬させる技術です。これによって、mRNAは壊れることなく目標の細胞にまで到達できるようになったのです。

こうした仕組みができあがり、まもなく実用化に向けて動き出そうとしていたところに、二〇一九年末、新型コロナウイルスが襲ってきたという状況です。ですから、実際には研究開発に二五年以上の時間がかけられています。臨床試験のところでは、とりわけアメリカ政府の理解を得るかたちで、第一相試験、第二相試験、第三相試験の三段階を踏んで検討される期間を極端に縮め、しかも生産体制を試験と同時並行的に進めていくことによって、二〇二〇年からのワクチン接種に間に合わせたということです。

このmRNAワクチンは、特に「感染予防」「発症予防」「重症化予防」の三拍子揃った有効性を持つといわれています。医療史上はじめて使われるワクチンで、新開発のものです。

医療関係者をはじめ、ワクチン研究者あるいは接種に携わる人のなかには、本当に大丈夫かという不安の声も聞かれますが、実際にこの半年あまりの経過を見てみると、安全で、しかも効果の面においては従来のワクチンよりも優れていることが分かってきています。（図1参照）

当初、ｍＲＮＡワクチンは、マイナス八〇度で保管しなければ壊れてしまうということが大きな障害となっていましたが、経過とともに改良されてきているようです。この先、配布方法にも希望が持てるものと思われます。

図1　ファイザー製mRNAワクチンの有効率

		1回目	2回目
	従来株	57%	99%
変異株	アルファ株（英国型）	18%	94%
	ベータ株（南アフリカ型）	21%	90%
	ガンマ株（ブラジル型）	16%	94%
	デルタ株（インド型）	37%	97%

参考：横浜市立大での研究データをもとに作成（2021.5.）

RNA、DNA、mRNA

ここで、ＲＮＡ、ＤＮＡ、とくにｍＲＮＡとは何かについて触れてみましょう。

ＲＮＡとは、一般にＤＮＡと共に塩基という化合物が鎖状に連なった核酸のことです。この核酸にはいろいろな種類があり、リボ核酸はリボヌクレイク・アシッド（ribonucleic acid）といい、頭文字を取ってＲＮＡ。これがデオキシリボ核酸（deoxyribonucleic acid）となると、ＤＮＡ。ＲＮＡはＡ（アデニン）Ｕ（ウラシル）Ｇ（グアニン）Ｃ（シトシン）の四種類の塩基から成っていて、ＤＮＡの場合には、ＵがＴ（チミン）になり、Ａ、Ｔ、Ｇ、Ｃの塩基で成立しています。そして、ＲＮＡは基本的には一本鎖、ＤＮＡは二重らせん鎖になります。

ＤＮＡとＲＮＡでは、生命体における役割が明確に異なっています。

ＤＮＡは生命の設計図として細胞核のなかに存在し、遺伝情報を貯蓄し保存する働きをしています。そこには、親から子へと受けつがれる貴重な生命の源となる情報はもちろんのこと、日常的な活動に必要なタンパク質になる機能的な情報やそれらを抑制する情報が担保され、遺伝子の本体としての役割を担っています。

ＤＮＡが壊れると、その人自身の本質が失われることになってしまうので、大切な核膜で覆われた細胞核の中で守られています。なかなか細胞核の外には出しません。そのため、ＤＮＡからの遺伝情報を伝令したり、運搬したり、タンパク質に翻訳したりするのはＲＮＡが行うという仕組みになっています。

ＲＮＡには、ＤＮＡからの情報を伝達していく物質として、タンパク質になるＤＮＡ情報だけを写し取っていく役割（転写）をするメッセンジャーＲＮＡ（ｍＲＮＡ）、運搬の役割をするトランスファーＲＮＡ（ｔＲＮＡ）、そしてＲＮＡの情報に基づいてタンパク質を合成していく役割（合成）を持つリボゾームＲＮＡ（ｒＲＮＡ）、さまざまな制御に関与するスモールＲＮＡなどが存在します。それらは、非常に不安定で壊れやすい。そのため、実験する際には、取り扱いには十分に留意する必要があります。

では、ＤＮＡにある一部の情報を基にｍＲＮＡが作られ、タンパク質が生成されていく過程をみてみましょう。

ＤＮＡにある遺伝子は、概ねタンパク質になっていくところでもあります。細胞核を有する生命体では、細胞質から隔てた核膜のなかで、ＲＮＡはポリメラーゼというＲＮＡを合成する酵素によって作られていくのです。その核膜には小さな穴があり、その穴を通してＲＮＡは細胞質に入っていき、細胞質ではＲＮＡ情報を基にどんどんタンパク質が作られていきます。設計図の源であるＤＮＡは、生命体のおおもとであるため、ちょうど金庫のような細胞核の中で遺伝情報をしっかりと守っています。

生命がタンパク質を生成しなければならないとき、重要なＤＮＡを核の外に出すことなく、メッセンジャーボーイのようなＲＮＡ、いわゆるｍＲＮＡが、ＤＮＡからタンパク質になる部分の情報だけを写し取って、核膜の小さな穴を通して細胞質に伝令していくのです。この細胞核と細胞質をつなぐ伝令の役割を担っているのがｍＲＮＡといわれるものです。

ｍＲＮＡは、ＤＮＡからコピーされた遺伝情報を持ち、その遺伝情報は、特定のアミノ酸に対応づけられています。

図2にあるように、アミノ酸を運搬するｔＲＮＡが特定の一個のアミノ酸を持ってきて、ｍＲＮＡの三個の塩基がつながったもの、これをコドンといいますが、そのコドンと対応させます。こうしてＲＮＡ塩基配列の間をｔＲＮＡがコドンに特定のアミノ酸を対応させながら次から次へと運んでくることで、ｍＲＮＡの情報に即してアミノ酸が並べられ、タンパク質が作られていく

のです。

タンパク質を作る作業は、細胞質にあるリボゾームで行われます。これは、ｒＲＮＡとタンパク質から成る複合体で、ｍＲＮＡから送られた遺伝情報を読み取ってタンパク質へと変換していく場所を提供しています。ここでＲＮＡからの情報の翻訳作業が行われ、タンパク質が生成されていくのです。

生命の起源を辿ると、原始といわれる太古の大海では、最初に一本鎖のＲＮＡができ、そのＲＮＡの世界が広がっていったといわれています。その後、アミノ酸が充ち満ちてきて、タンパク質の一部であるペプチドが作られていきました。ＲＮＡとアミノ酸をどのように対応させたらよいかというところに、ちょうどＤＮＡが登場したといわれています。

ＲＮＡとアミノ酸の対応ができたところで、その情報が安定性のあるＤＮＡに移り、遺伝情報としては、ＤＮＡ↓ＲＮＡ↓アミノ酸という流れにとなったというのが定説です。これが分子生物学の「セントラル・ドグマ」といわれるものです。

図２　タンパク質の生成過程

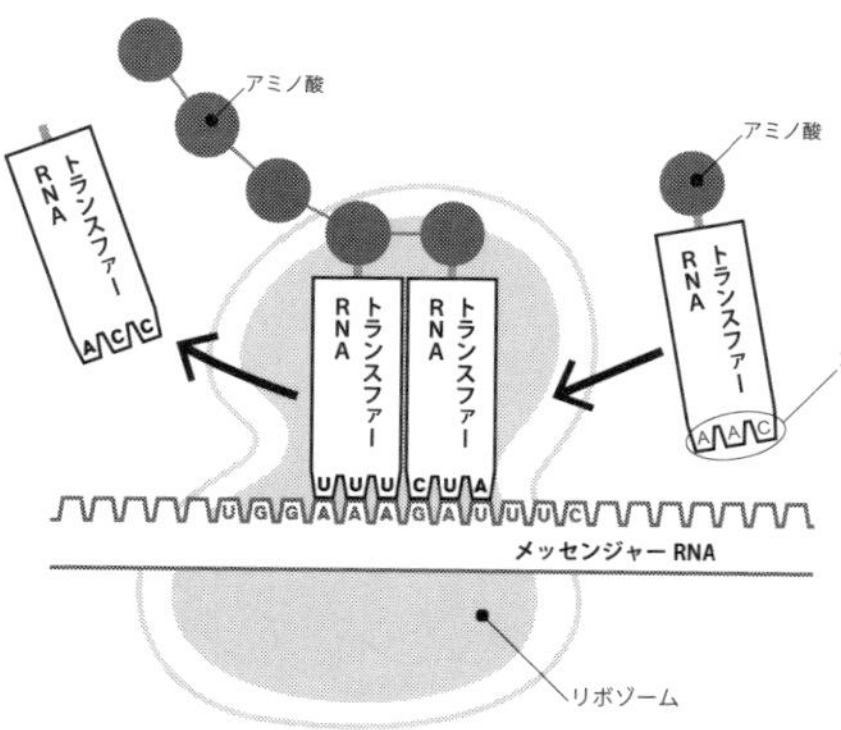

リボゾームは、mRNA 情報を読み取り tRNA が運ぶアミノ酸よりタンパク質を生成する

※ http://ja.m.wikipedia.org/wiki/ 伝令 RNA を参考に作成

mRNAワクチンは有効性が高い

ｍＲＮＡワクチンは、直接ｍＲＮＡを身体に入れてタンパク質を作りますが、私たち人間の細胞でそれを行うと、時としてタンパク質ができた後に別の化合物がそのタンパク質に付くことがあります。これを「タンパク質の修飾」といいます。この仕組みや化合物の内容については、まだよく分かっていないのですが、他のワクチン製法でタンパク質をそのまま身体に注入してもそういうものが付きません。注入したものと全く同じでないものが標的になる可能性があるのです。ところが、リボゾームというタンパク質を作る私たち人間の持つメカニズムを用いてタンパク質を作らせると、私たちの知らない解明されていない化合物ができあがったタンパク質に付着して、より明確に免疫系の標的として外敵を認識されやすくなっているのではないかと推測しています。

ウイルスも私たち人間の身体に感染すると、人間のタンパク質を作るメカニズムを利用して自分たちのタンパク質を作らせ、それによってどんどん増殖していくわけです。ですから、このｍＲＮＡワクチンもそれに似せてタンパク質を作っていきます。いわば、こちらは「おとり」のようなものです。

「おとり」のタンパク質を作らせるときに、私たち人間の身体のメカニズムで作らせる場合と、外からタンパク質をそのまま注入する場合とでは、人間の持つメカニズムで作らせる方が、よりウイルスの状態がウイルスの作るタンパク質に近づくのではないかと推察します。それゆえ、有効性が高くなるものと思われます。これについては、近い将来に明らかになることでしょう。

免疫システム

1　自然免疫と獲得免疫

ワクチンを接種したときに作用する免疫システムを見てみましょう。これについては、体内に侵入した異物を認識して直ちに取り除く「自然免疫」と、侵入した異物の情報をリンパ球が特定し、その情報に基づいて攻撃する「獲得免疫」の二つがあります。（図5参照）

自然免疫では、「見回り細胞」と呼ばれるナチュラルキラー細胞が血液中にある程度存在していて、私たちの身体全体をパトロールしています。とくに何らかの指令がなくても、ストレスを受けた細胞や感染した細胞、がん化した細胞などを見つけると、いち早く攻撃に向かいます。また、マクロファージ、樹状細胞、好中球などの免疫担当細胞は、よそ者を見つけるとそれを食べにかかり攻撃して壊滅させてしまいます。

ここではとくに特異性のない少々の異物であれば、これらの細胞に任せておくことができます。

異物に出くわすと、それに反応して不都合な細胞を処理してくれるのです。

自然免疫が初動するとき、ウイルスなどの病原体に応答して、マクロファージ、樹状細胞、好中球などからI型インターフェロンが多く産生されます。しかし、新型コロナウイルスの場合には、このI型インターフェロンを抑えるという報告がすでになされています。インターフェロンは、ウイルス増殖阻止や免疫系および炎症の調節を行うサイトカインの一種で、風邪をひくと喉が痛くなるなど身体の不調を知らせる重要な役割をしているものですが、新型コロナウイルスではこの働きを抑制してしまうということがわかっています。

そうなると、新型コロナウイルスのようにたちの悪いものが体内に入り増殖していく際には、獲得免疫のような先進的な軍隊で攻撃しなければならないということにならざるを得ません。

獲得免疫では、自然免疫で対処しきれない特異性のある病原体を外敵とみなし、排除していきます。身体のなかに抗体というタンパク質が存在することで、外から入ってくる異物を外敵として認識したところで攻撃し、壊滅させることによって身体を防御するシステムです。外来の体内に入ってくる異物は、ウイルスやバクテリアの場合が多く、寄生虫であることもしばしばです。それらの持つタンパク質を抗体が外敵として認識し、免疫システムを稼働させるということになります。

私たちの身体に外から入ってくる外敵は、さまざまな種類のタンパク質を持っています。抗体自体ももちろんタンパク質で作られていますが、抗体が外敵に対応するためには遺伝子が存在しなければなりません。さまざまな外敵に対応するために、多様性を保持した抗体を作る遺伝子が必要になるということです。それには、何万種類どころか何千万種類、何億種類にもおよぶ遺伝子を持たなければなりません。

ところが、私たちのゲノムは有限なので、そうした膨大な数の遺伝子を持つことはとうてい不可能なわけです。そこで、抗体タンパク質が外敵に合わせて上手く機能するように、私たちの抗体は設計されているのです。

2　抗体について

抗体は、Y字の形で「重鎖」と「軽鎖」と呼ばれるそれぞれ二本から成る二つのポリペプチド、すなわちタンパク質のサブユニットで構成されています。この重鎖と軽鎖は、それぞれ抗体の違いによって二つの領域に分かれています。アミノ酸がさまざまなものに変化するための可変領域《バリアブル・リージョン》と一定的である定常領域《コンスタント・リージョン》です。（図3参照）

可変領域にはいろいろなアミノ酸に変化する遺伝子の部分領域がたくさんあり、定常領域はほとんど固定されていて、軽鎖の場合には二種類、重鎖の場合には複数の部分領域があります。抗体が作られるときに、重鎖と軽鎖においてそれぞれ可変部分の一つと定常部分がゲノムのDNA上で合わさり、その間の部分は削除されていきます。すなわち、可変部分の遺伝子一つと定常部分の遺伝子が組み合わされて多様性を増しながら、抗体タンパク質は作られているのです。（図

4参照)

これを具体的にイメージしてみましょう。ここに一本の長いロープがあり、それをDNAに喩えてみます。ロープの一方の端には、赤、オレンジ、黄色、緑、白、黒、灰色といろいろな種類の色のついた小さな部分領域がたくさん並んでいます。これがDNAの可変領域です。そしてもう一方の端にはDNAの定常領域があり、そこは真っ黒な色で成っています。この定常領域は概して大きな変化を伴いません。そこで抗体を作るには、可変領域の一部である特定の色の部分と黒の定常領域が結びついて出来ていきます。

たとえば、赤い色の抗体を作るときには、赤の可変部分と黒の定常部分が結合して作られ、その間のループのように飛び出した余剰な部分は捨てられていきます。こうして赤の

図3　抗体イメージ図

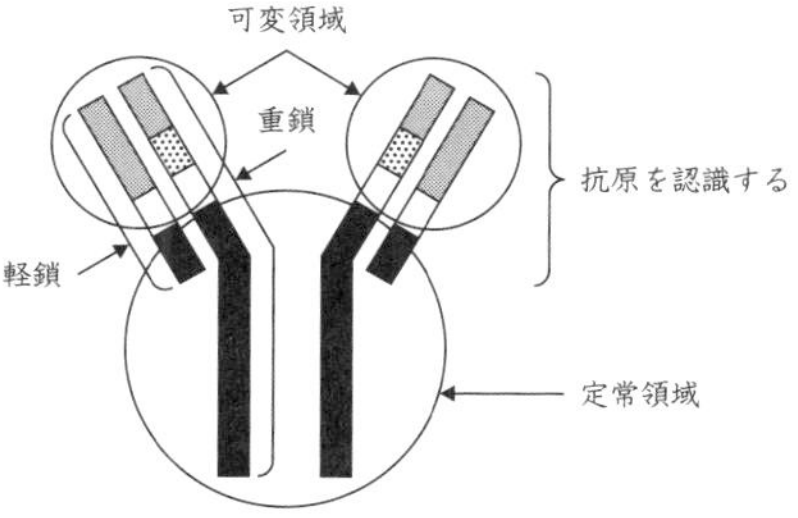

図4　抗体の多様性

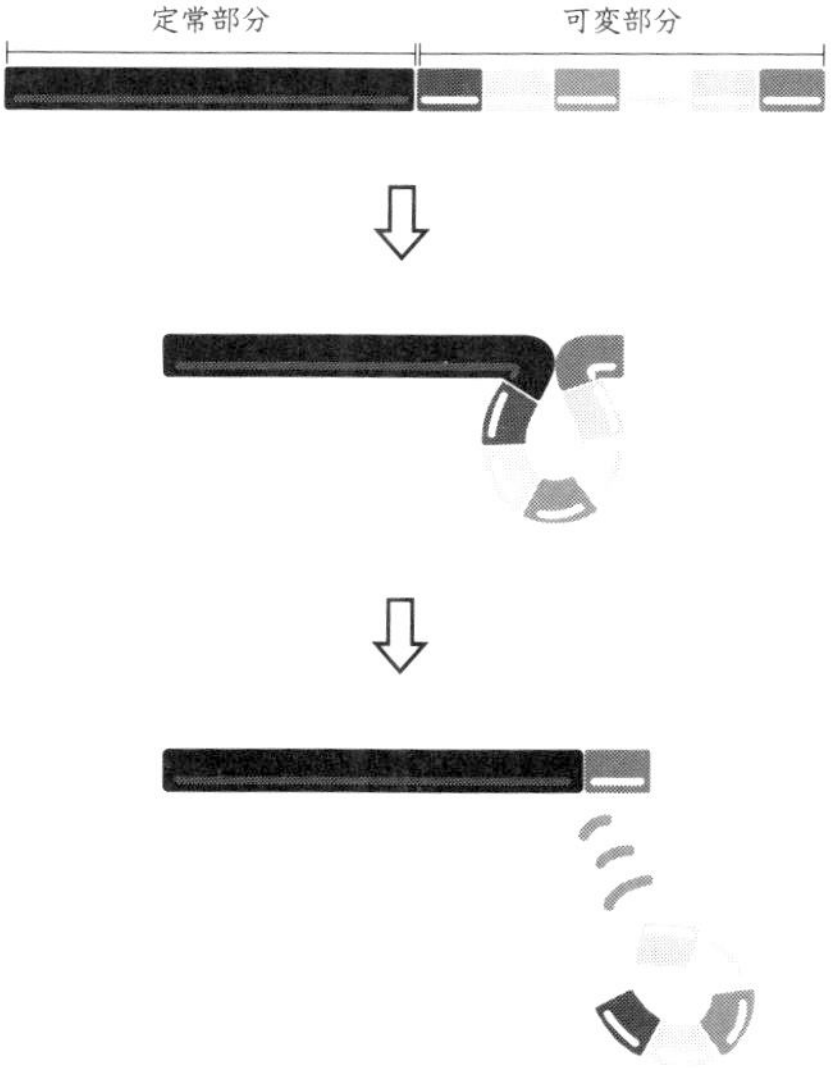

抗体遺伝子はでき、それがタンパク質に翻訳されて赤の抗体が作られます。同様にオレンジ色の抗体を作る場合にも、オレンジ色の可変部分と黒の定常部分が結合し、その間のループ部分は余剰なものとして外されていきます。同じようにして、黄色の可変部分と黒の定常部分が結びつき、その間は捨てられて、黄色の抗体が出来ていく…。

こうして次から次へとDNAの一部である可変部分と定常部分が繋ぎ合わされては抗体タンパク質が作られ、また繋ぎ合わされては抗体タンパク質が作られていくということで、繰り返されていきます。これを「DNAの再構成」といい、このメカニズムを発見してノーベル賞を受賞したのが利根川進先生です。

それまで、ゲノムのDNAは変化しないというのが通説でした。どの細胞においてもDNAは生涯同じものであると考えられていたところ、免疫細胞だけは異なることが発見されたのです。免疫細胞では、さまざまなものが組み合わされて機能を果たしていくため、DNA自体が変容していかなければならない。とりわけ抗体を作るためのDNAでは、再構成が行われていることが解明されたのです。

子孫に受け継がれる精子や卵子を持つ生殖細胞のDNAと、分化して免疫細胞になったDNAの抗体に対応する領域を調べてみると、免疫細胞の方が短いことが判明しました。DNAの長さに大きな違いが見られたのです。これに驚いた利根川博士はさらに追究していき、多様性を産生する抗体の作られるメカニズムを解き明かしたのです。

抗体を作るということは、いろいろな外敵に対応していくために、さまざまな組み合わせの遺伝子を持たなければなりません。その遺伝子は重鎖であれ軽鎖であれ、可変領域と定常領域とが繋ぎ合わされることによって作られ、余分なものは取り除かれていきます。

因みに、定常領域においても可変領域ほどの種類はないものの、わずかな変化が見られることがあります。これを定常領域の「クラススイッチング」といい、そこでは免疫反応で生産される免疫グロブリンの定常領域が順に変換されていきます。このメカニズムを解明したのが、若き日の本庶佑先生とその共同研究者です。

以上が、抗体の基本構造が産生されるメカニズムになります。

3　「獲得免疫」発動のメカニズム

免疫システムが発動するメカニズムを軍隊に喩えてみましょう。（図5参照）

自然免疫から獲得免疫の橋渡しの役割を担うのが、マクロファージや樹状細胞などの抗原提示細胞です。これらは、いつも見張り番をしていて、外敵を発見すると司令官役としてヘルパーT細胞に伝え、本部隊発動のシグナルを発します。

本部隊では、マクロファージや樹状細胞など抗原提示細胞から攻撃開始のシグナルを受けると、ヘルパーT細胞がキラーT細胞やナチュラルキラー細胞を活性化させ、攻撃に入ります。これが、いわゆる細胞性免疫です。

一方、抗体を司る液性免疫の本部隊では、抗体産生細胞であるB細胞が待ち受けていて、ヘルパーT細胞から指令を受けると、すぐさま体内に侵入した外敵に対して抗体を産生してミサイル攻撃が始まる仕組みになっています。新型コロナウイルスの場合でいうと、B細胞が新型コロナウイルスのタンパク質を即応的に標的として、抗体ミサイルを大量に産生していくことになるのです。その際、最初に産生されるのはIgM抗体で、これが引き金となって、IgG抗体が外敵である新型コロナウイルスのタンパク質に対して集中的にミサイル攻撃を浴びせて、ウイルスを壊滅させるのです。IgM抗体は殺傷能力は高いものの、構造が大がかりで生産効率が良くないため、簡素で大量産生に向いているIgG抗体がミサイル抗体として主に用いられるのです。

したがって、B細胞が指令を受けてから主力であるIgG抗体の出動まで、どれだけ早く適切に対応できるかが勝負で、これが新型コロナウイルスからの攻撃に備える抗体の免疫システムです。そのためにワクチンは、いち早くIgM抗体にウイルスのタンパク質を覚えさせる役割を担い、いざウイルスに感染した際にはIgG抗体に素早く適切に即応できる態勢をとる。これがワクチンになります。ワクチンはいわゆる「おとり」で、増殖しない新型コロナウイルスの偽物を入れて、それがそのままタンパク質として体内に入ろうが体内で作られようが、そのタンパク質をIgM抗体に認識させて、IgG抗体がいつでも出動できる態勢を整えていくことが肝要なのです。

ワクチンによってひとたび覚えさせられた免疫システムは、長らく身体の中に記憶しておくことができます。これが「免疫記憶」といわれるものです。病原体にもよりますが、たいてい五年ほどは免疫記憶が保たれるものと、一生保持されるものが存在します。

このように、たいていの場合は一度の接種で記憶されるようにできています。ただ、ときおり何かの拍子に免疫記憶が薄れてしまい、増強しなければならないこともあります。こうしたことを防ぐためにも、今回のｍＲＮＡワクチンの場合には、抗体が怠けないように二回接種することになっているのです。

以上、「獲得免疫」の立場から、基本的なワクチンの機能とそれが働く仕組みを述べました。

もしワクチンが開発されていなければ、ウイルスの増殖がどんどん先に起こってしまい、免疫システムが間に合わなくなるので、免疫が十分に作用する前に重症化し、時として亡くなってしまうということにもなりかねません。

図５　自然免疫と獲得免疫

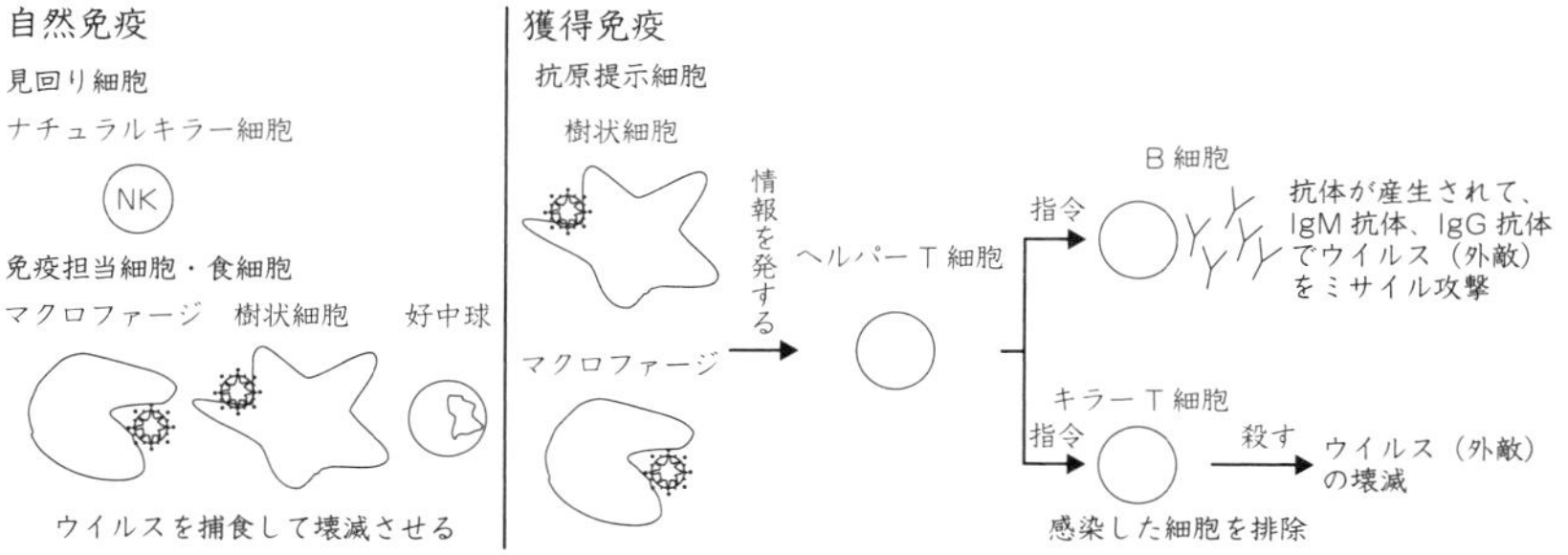

体内にウイルスなどの外敵が侵入すると、まずは自然免疫が働き、その後に獲得免疫による段階的な攻撃が行われる。

＊『日経サイエンス（日本版）ダイジェスト』（2021年５月号 Vol.51 No.5）を参考に作成。

ワクチン接種における副反応

ワクチンを接種すると副反応が出るというのはあり得ることで、その多くが免疫における副作用です。ワクチンとして用いられるウイルスのタンパク質は、「おとり」のつもりであったにもかかわらず、それが効きすぎて副反応が出る場合があります。また感作《かんさ》といって「おとり」のタンパク質を注入した時に免疫システムを作動させますが、同時に他の異なる抗体までを作動させてしまうことが起こるようです。ただ、これについての詳細は分かっていません。

免疫細胞には、さきほどのＩｇＭ抗体、ＩｇＧ抗体の他にもう一つ、ＩｇＥ抗体といわれるものがあります。これはいわゆる自己免疫型の抗体で、これが出てくると自分を攻撃するようになってしまいます。花粉症などのアレルギー反応は、このＩｇＥ抗体によって引き起こされます。

ワクチンにより何らかの誤作動を誘発してＩｇＥ抗体が産生されてしまうと、自己免疫型の副反応が起こってしまう可能性があります。つまり抗体には、「善玉抗体」と「悪玉抗体」があり、悪玉抗体が産生されてくると、問題が生じる可能性を高めることになりかねません。

ところが、こうした自己免疫のメカニズムや本来の意味での副反応の分子機構は、まだ解明されていない部分が多いのが現状です。いずれにしても、予期した通りの免疫反応が行われず、余分な反応まで引き起こしてしまうことによって副反応が出てしまうものと思われます。

「囲い込み集団免疫」の効用

ワクチンを接種するとその人のなかで抗体ができ、それらの情報は免疫システムの中に記憶されていきます。そして、いざ外敵であるウイルスが入ってきたときにミサイル攻撃し、壊滅に向かわせるのですが、一回だけの接種ではその記憶が弱ってしまい、時々抗体が怠けるようになってしまいます。ところが二回打つと、外敵が「また来るぞ！」ということで、抗体がしっかりと働き出し、外敵に対するしっかりとした免疫反応態勢ができ上がるということになります。

こうして一人一人がワクチン接種をしていくと、感染してもすぐに抗体反応で攻撃していくので、ウイルスが長く存続できない状況になります。

例えば、免疫を持った人たちが基本的には人口のおよそ五〇パーセントを超えるようになると、たとえワクチン接種をしていない人が新型コロナに感染したとしても、周りがみなワクチン接種によって抗体を持っているので、ウイルスはそれ以上に感染を広げることができなくなります。つまり、感染している人のウイルスが隣の人に移ろうとしても、その隣の人が抗体をもっていれば、ウイルスはその人たちが壁となってしまい、さらに進むことはできないので、それ以上の感染は広がらないということです。これを「集団免疫」といいます。

現在のところ（二〇二一年六月時点）、アメリカでは、すでに一回目のワクチン接種が五〇パーセント近くになってきているのではないでしょうか。イギリスなどは五〇パーセントを超えていると思います。そうすると、新規感染者は劇的に減っているはずで、実際にそうなってきています。これが集団免疫の効果で、その効用は出てきているように思われます。（図６参照）

図６　ワクチンを１回以上接種した人（人口に占める割合）

2021.5.31 時点

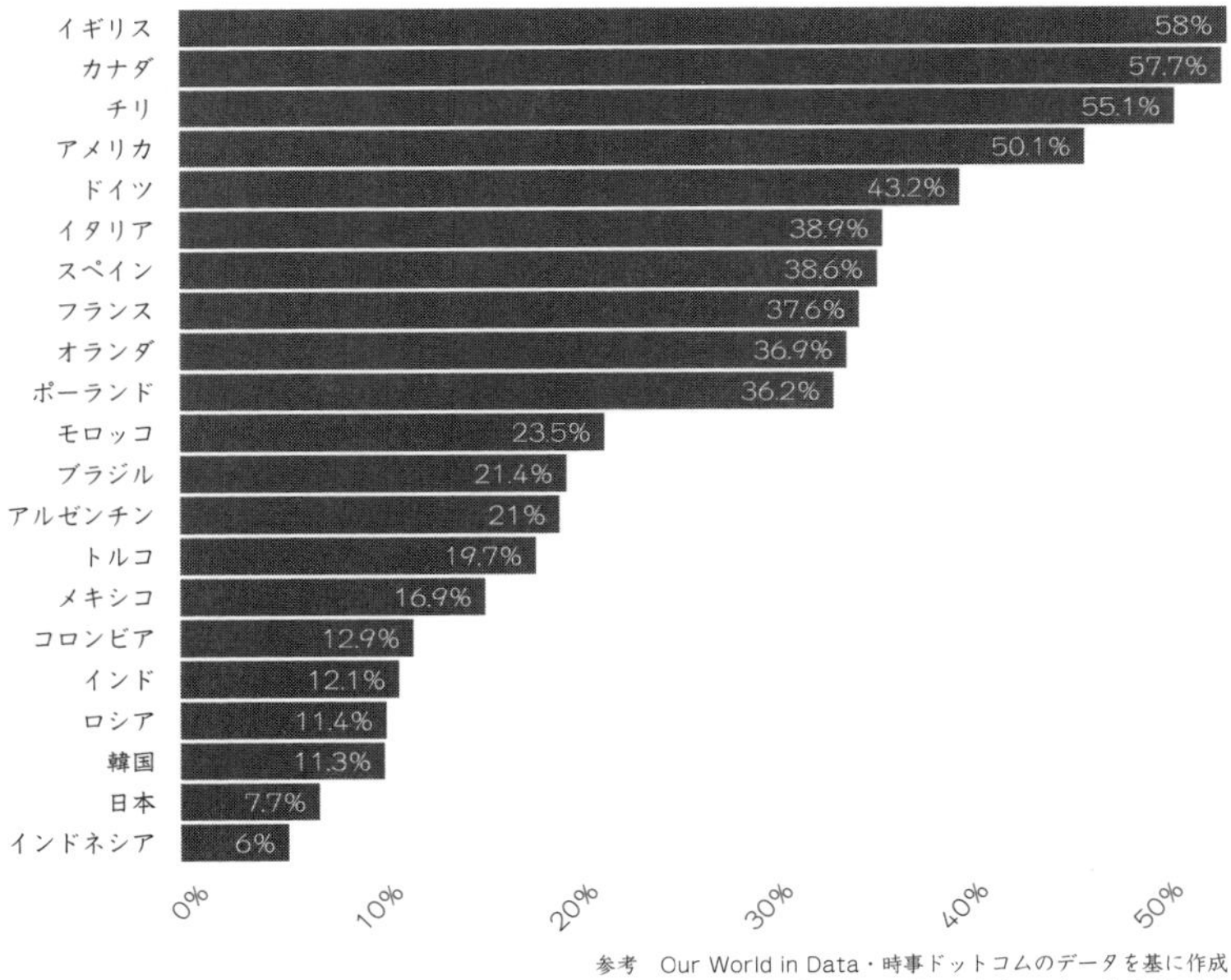

参考　Our World in Data・時事ドットコムのデータを基に作成
ワクチンを１回以上接種した人数の上位 18 カ国に日本と韓国を加えた

不安解消！　Q&A

Q　新型コロナワクチンは何種類ある？（図7参照）

A　新型コロナワクチンは、従来の手法で作られているワクチンをはじめ、ウイルスベクターで作られているものやmRNAで作られているものなど、二〇二〇年九月時点で、およそ二一〇種類ものワクチンがあるといわれています。

Q　どのワクチンが一番効く？

A　遺伝的な観点で捉えるならば、「核酸ワクチン」といわれるmRNAワクチンが有効的であると考えられます。

図7　新型コロナワクチン候補

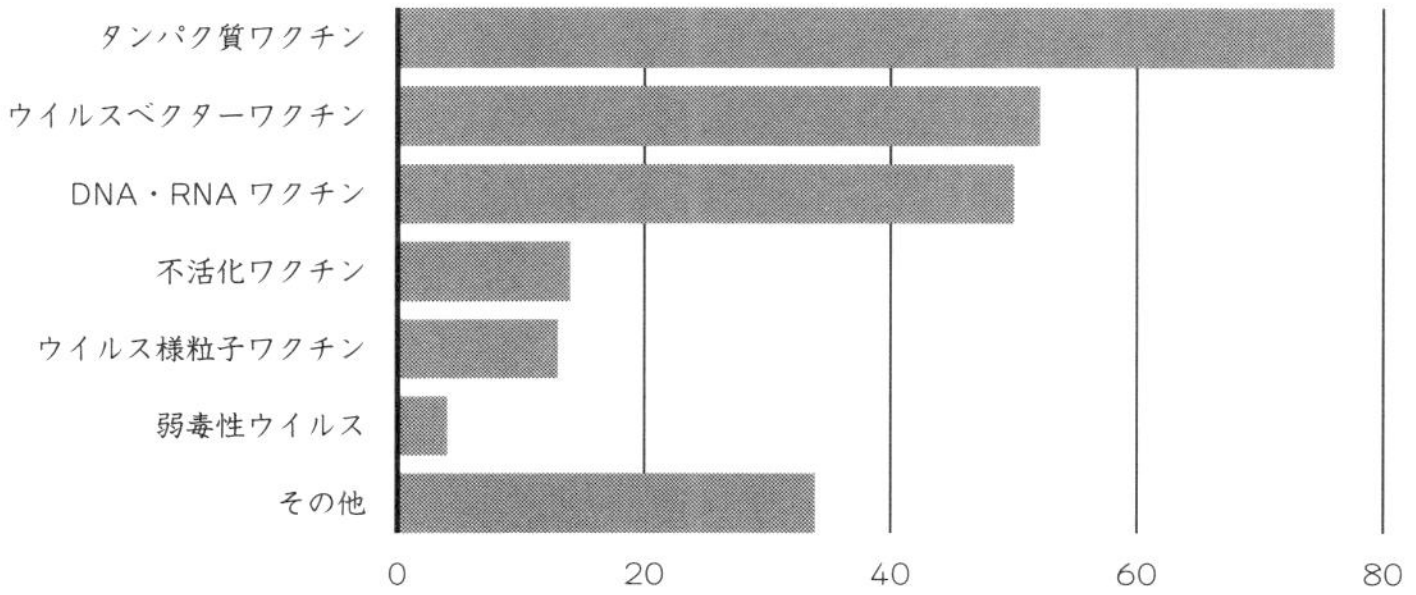

Note: Data as of Sept. 21, 2020. The Vaccine Centre pools information from the World Health Organization, the Milken Institute and clinicaltrials. gov.
"Vaccine Centre at the London School of Hygiene and Tropical Medicine" を参考に作成

Q　mRNAワクチンは他のワクチンとどこが違う？（図8参照）

A　これまで使用されていたワクチン（不活化ワクチン、生ワクチン、組み換えタンパクワクチン、ペプチドワクチン）は、ウイルスの一部のタンパク質を体内に投与し、免疫ができる仕組みでした。

　それに比べmRNAワクチンは、ワクチン構造にいくつかの工夫が凝らされていて、ウイルスのタンパク質をつくる基礎情報の一部を持つmRNAを投与します。私たちの身体の中で、この情報をもとにウイルスタンパク質の一部が作られ、それに対する抗体が産生されることで免疫ができていきます。つまり、ウイルスタンパク質の産生方法が他のワクチンとは異なります。

図8　ファイザー、モデルナ、アストラゼネカのワクチン手法

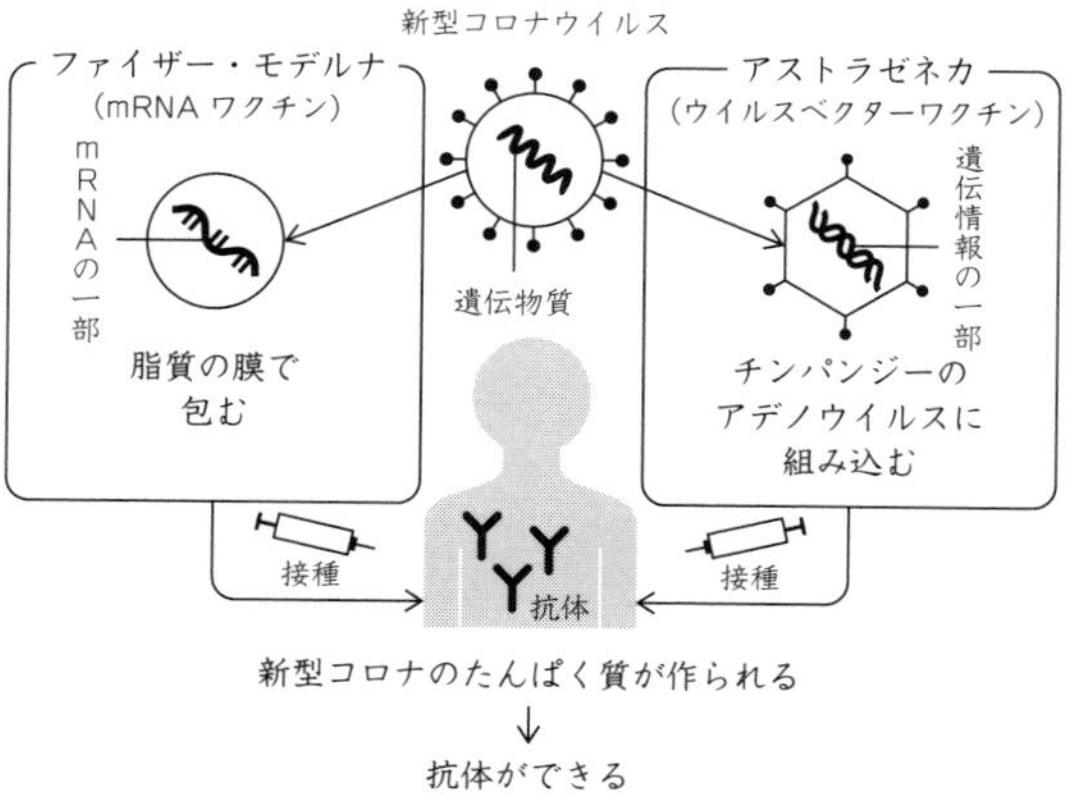

参考 JIJI.COM
https://www.google.co.jp/amp/s/www.jiji.com/amp/article%3fk=2021052001251&g=soc を参考に作図

Q　ファイザー社のmRNAワクチンは、どのように作られるの？

A　ニューヨークタイムズによると、新型コロナウイルスが持つスパイクタンパク質の遺伝子コードを使ったDNA分子（プラスミド）を大量調製し、大腸菌のなかに導入します。その後、大腸菌を大量に培養し、DNA分子をいったん取り出して精製したところで、このDNA分子であるプラスミドの純度およびDNAの塩基配列を確認していきます。そして、このDNAの塩基配列の情報をもとにmRNAを作り精製して、ワクチンに仕上げていくのです。

Q　mRNAワクチンを接種すると、遺伝子組み換え人間になる？

A　mRNAワクチンを接種してもDNAを操作することにはならないので、そうなることはありません。

Q　一〇〇歳以上の高齢者でもmRNAワクチンの接種は可能なの？

A　ファイザー社およびモデルナ社のmRNAワクチンについては、特に高齢者についての制限を設けているわけではありません。

Q　ワクチン接種は小児には必要ない？

A　子どものワクチン接種の対象は、満十六歳から満十二歳以上に引き下げられ、対象範囲が広がりました。しかし、十二歳に満たない方は、新型コロナワクチン接種の対象にはなりません。

　ファイザー社のワクチンについては十二歳以上、モデルナ社のワクチンについては十八歳以上が接種対象になっていますので、その点で留意が必要です。また、アストラゼネカ社のワクチンは、十八歳以上に対して薬事法に基づく承認がなされており、これから予防接種法に基づいて接種の対象年齢が決められる予定です。今後新たな情報や変更も出てくる可能性があるので、ご注意ください。

Q　mRNAワクチンの安全性は大丈夫？

A　mRNAワクチンの開発には二五年以上の歳月を経ており、その副反応は他のワクチンに比べ比較的少ないように思われます。

Q　なぜmRNAワクチンは二回接種する？

A　mRNAワクチンが接種されると、私たちの身体の免疫記憶でウイルスのタンパク質を覚え始めますが、時間の経過とともに記憶が薄まってしまうこともあり、二回打つことで身体の中の免疫記憶をより強化するためです。これは、mRNAワクチンに限ったことではありません。

Q mRNAワクチンは変異株に効く？

A 新型コロナウイルスは常に突然変異を起こしていますが、現在のところmRNAワクチンの接種をした後で変異に対して効力が弱まったり、失ったりすることはないようです。大阪や東京で蔓延しているイギリス由来の「アルファ株」については、有効的であるとの検証も見られます。ただし今後、これらのワクチンから逃れる変異が出現することもあり得ますので、注意が必要です。

Q mRNAワクチンといわれるファイザー社とモデルナ社はどこが違う？

A ファイザー社およびモデルナ社は、実用化に向けた段階で会社が異なるだけで、研究開発における根元は同じものです。

Q 新型コロナワクチンは、どうしてワクチンの種類によって保管温度が異なるの？

A mRNAはRNAの一種であり、分解されやすい特徴を持っています。そのためmRNAワクチンは、脂質の膜で覆われたナノ粒子などで包み込まなければならず、その手法によって保管温度が異なるものと考えられます。

Q　ワクチンの効果はどのくらいの期間持つ？

A　ワクチンによっては、有効期間が長く、一生効果を保持するものもあります。しかし、今回のｍＲＮＡワクチンでは、新型コロナウイルスの進化速度（変異の速度）を基準に推定するところ、ワクチンが効かなくなることや変異株が蔓延する可能性などを考慮し、およそ三年から五年ほどではないかと予想されます。今後さらなる知見が蓄積されることで、より正確なことが分かってくるものと思われます。

Q　新型コロナウイルスに感染した人もワクチン接種は必要？

A　すでに新型コロナウイルスに感染した人は抗体ができていると推定されますが、ワクチン接種はできるだけ行う方が良いと思われます。ただし、その場合の副反応は、未感染者よりも強く出る可能性があります。詳しいことは、かかりつけ医にご相談ください。

Q　親が高齢で認知症ですが、新型コロナワクチンは接種できる？

A　本人の意思確認や家族の同意書が必要になるものと思われます。

Q　ワクチン接種をしたら証明書がもらえる？

A　基本的には、申請により接種証明書ないし接種記録書がもらえるようになっています。詳しくは、それぞれの自治体で対応していますので、そちらにお尋ねください。ワクチンパスポートの発行を検討する動きもあるようです。

Q　ワクチン接種をした日はお風呂に入っていい？

A　ワクチン摂取をした日に入浴することに、特別な問題はないと思われます。注射した部位の周辺を強くこすらないようにしてください。ただし、ワクチン接種をした後に怠さが残る場合や体力低下を感じる時には、無理をせず静かに休んだ方が良いと考えられます。

Q　ワクチン接種をした後、運動をしても良い？

A　ワクチンを接種した後の私たちの身体は、免疫システムが作動し、抗体準備をするためにウイルスと闘っている状態なので、激しい運動は避けなければなりません。

Q　ワクチンを接種した後で、新型コロナウイルスに感染することはある？

A　感染することはありえます。ワクチンを摂取して免疫がつくまでに一週間～二週間程度かかり、免疫がついても感染予防効果は一〇〇パーセントではありません。ただ、mRNAワクチンは、感染予防の効力も強いといわれています。

Q　ワクチンを接種して副反応が出たらどうする？

A　ワクチン接種をした場合の身体のなかの免疫反応については個人差がありますので、持病をお持ちの方は、かかりつけの医師と相談の上で接種するようにしてください。また副反応が出た際には、自己判断せず医療機関への受診や相談をお勧めします。

Q　mRNAワクチンは、どういう効果をもたらすの？

A　①感染予防　②発症予防　③重症化予防の三拍子そろった効果的なワクチンです。

Q　どうして日本でのワクチン開発は遅れたの？

A　二〇一三年に定期接種となった子宮頸がんワクチンの副反応がマスコミで大きな話題となり、問題視されたことが背景にあり、日本はその後のワクチン開発に慎重になっているものと思われます。

＊医学的知見の必要な箇所については、厚生労働省・国立感染症研究所・自治体の情報に基づいています。

2

新型コロナウイルスが騒ぐ

ウイルスとは何か

1　ウイルスは「賢い」

ウイルスについて、「生物か生物でないのか」「生命を持つのか持たないのか」という議論は以前からあり、概して「生命」の定義は二つの要件が存在します。

一つは、自己増殖を自律的に行うこと。すなわち、自分だけで自己増殖が可能であるということです。二つめは、自律的にエネルギーを産生すること。つまり、自律的に自分自身を維持することができるということです。自律的な自己増殖能力を持ち、自ら主体的に維持していく能力があるものを、「生命を有するもの＝生き物」と呼んでいます。

ウイルスについてはどうでしょう。

ウイルスは、自己増殖を自ら行うことはできますが、そのためには、あくまで宿主が存在しなければなりません。新型コロナウイルスでは私たち人間が宿主になりますが、その宿主である人間の遺伝子メカニズムを利用して、初めてウイルスの自己増殖が可能になるのです。ウイルスは、何もないところでの自律的な自己増殖はできません。

また、自分で生命維持をすることができるかというと、ウイルスは何がしかの宿主の中に入らなければ自らの生命を維持していくことができないので、基本的には生命＝生き物の類には入らないという見解が強いように思われます。

ところが、ウイルスはある意味「賢い」のです。

宿主の持つ自己増殖のメカニズムを乗っ取り、それによって粒子の中の必要なタンパク質を宿主の力を借りて作りあげ、それによって生命維持を行います。したがって、宿主なしでは生きていくことはできないけれども、ウイルスの全体的なあり方は、あたかも生命のような現象に見えるのです。

そのウイルスはどこから来たのでしょう。これについても二つの説があります。

一つは、ウイルスは生命の起源に由来し、そこにまつわるものを現代でも持っているという見方。つまり、生命の始まりは、みなウイルスのように小さなゲノムであったところ、徐々に成長し、多くの生物のゲノムは現代の大きさになったという説です。

もう一つは、ウイルスとは、私たちのような高等生物の持つゲノムの一部が飛び出してできたものであるという説。この説は、ウイルスの起源論としては新しい見方です。

この二つの説があり、現在のところ解明はされていません。しかしどちらかというと、自己増殖によって自律的には増殖していくことはできず、宿主が必ず必要だということから、ウイルスの起源は比較的新しく、私たちのゲノムの一部から飛び出たのではないかという後者の説が有力であるといわれています。

こうしたなかで、新型コロナウイルスの問題が起こっているわけですが、このウイルスは、正式にはSARS-CoV-2といわれるように、二〇〇三年に中国で発生したＳＡＲＳコロナウイルスや中東呼吸器症候群ＭＥＲＳウイルスと同じ系統のもので、コウモリのウイルスとも関連が深いのです。

これについては、徐々にいろいろなことが分かってきています。パンデミックの発生にはウイルスの変異株が大きく関わっていること、新型コロナウイルスは変異が起こっても修復する機構が存在することなども解明されてきました。また、感染経路として最も多いのは飛沫によるものであること。そのためマスクの着用が強く推奨されていますが、それだけでは不十分で、十分な換気や送風で通気性の良い環境を整えることが不可欠であることも明らかになっています。

では、実際に私たちがこの新型コロナウイルスと向き合い、対処するにはどうしたらよいのでしょう。その際、必要になってくるのが、外敵である新型コロナウイルスについて詳細を知り、そのウイルスと人の関係をしっかりと検証していくことです。

なぜなら、先ほど述べたように、ウイルスもそれ自体では生きられないものの、宿主である人の遺伝子メカニズムを乗っ取って、私たちと同じく生き物として生き延びようとするので、その意味ではウイルスと人との「遺伝子をめぐる情報戦」となっていきます。そのため、遺伝子の総体であるゲノムの視点からそのウイルスの状態や動きを正確に把握しなければなりません。

具体的には、ウイルスの進化速度といわれるものが重要です。単位時間あたりウイルスのゲノム上にある塩基はどのように変化しているのか、塩基が変わるいわゆる塩基置換の数やその速度はどのくらいなのか、こうしたゲノムの変化する過程を「進化」としてみていくことがウイルスを把握するということであり、ウイルスの進化を理解するということであり、さらには生命科学の根底にある考え方を理解することとして、とても重要です。ここが遺伝学と疫学のもっとも異なる点です。

2　疫学と遺伝学

疫学は、一般に集団を対象として疾病の発生原因や流行状態、あるいはその予防などを研究する学問で、元来は伝染病を主たる研究対象としていました。ところが近年、その対象は環境と疾病の関係についてのさまざまな領域にまで広がっていて、がんや生活習慣病なども含まれるようになっています。

感染症対策としてはじめに取り入れられるのは、多くの場合、疫学的視点です。そこでは、感染した人の動態であったり、人の流れ、感染者数の多さなどが重視されます。それらを統計的に分析することによって、感染症の流行の仕方、あるいはその根源をつきとめていくのが疫学の役割であり、そこにはゲノム的なものはあまり入っていません。

一方、遺伝学は、遺伝子の分子機構やＤＮＡやＲＮＡなどの遺伝的なメカニズムを、ウイルスであろうが私たち人間であろうが、あらゆる生命体を対象に解明していく営みです。そこでは、遺伝情報の総体である「ゲノム」がとても重要な鍵となってきます。ゲノム情報を解析し解読することにより、生命体におけるさまざまな現象の根底にある原理や仕組みが解明されていきます。疫学にゲノムの視点を導入したものが、「ゲノム疫学」です。昨今、急速に発展しているところです。感染症に関するゲノム疫学において、根底にある重要な考え方は、「ウイルス進化」になります。

現在、ＷＨＯが新型コロナウイルス対策で懸命に追求しているのは、変異に注目したウイルス進化を基本にした対応で、「バイラル・エボリューション（viral evolution）」というのがキーワードになっています。そこでは後に述べる「赤の女王」仮説のように、ウイルスはウイルス変異株同士で競争を行い、何とか生き延びようとしているわけで、そこではウイルス同士そしてウイルスとワクチン開発による人間の激しい生存競争になっているという状況です。

ウイルス進化の謎

ウイルス進化とは何かというと、ウイルスの持つゲノム情報に「ある変化」が生じることです。これは、ウイルスのゲノム上にある塩基に起こる何らかの変化を「進化」として捉えることから、「ウイルスのゲノム変化＝ウイルス進化」といっても過言ではありません。そこでは、宿主に何ら症状も引き起こさず影響も与えない大人しいものから、宿主にいろいろな症状を引き起こし、伝播させることで感染地域を広げていく騒がしいものまで、さまざまです。この二つの状況が常態となって起こるのがウイルス進化なのです。

生命進化の仕組みや機構を遺伝学的に解明し、種の系統的変化や種分化など進化的事象に関する研究を行う進化遺伝学の世界では、進化について「進化＝変化」と捉え、ウイルスのゲノム上に何らかの変化が生じると、それをすべて「変異」とみなしていきます。厳密には「遺伝的変異」ということになります。

そこでは、ウイルスの形状が変容したり感染能力が強まったり、病原性が現れたりと、さまざまな変化を伴うことがあります。その場合、どのような影響をもたらすものなのか、それは何であるかを見極めることが重要です。それによって、ウイルス進化の特徴を引き出すことができるのです。

なかでももっとも進化したウイルスのあり方というのは、宿主と共に平和に生存し生き延びていくことです。それは、宿主を殺さずして自分も生き永らえていく生き方で、最終的には全てのウイルスがこのような形に収斂されていくものと思われます。とくに自然状態にある野生の宿主から別の宿主に乗り移ってきたウイルスによく見られますが、そのように出現した新しいウイルスは、宿主との激しい闘いで宿主を死滅させたり、重篤な病気を引き起こしたりすることがしばしばです。これは、ウイルスとしてはまだまだ進化の途上の段階にあり、十分に環境に適応しきれていない状態であるということがいえます。そうしたウイルスも、絶滅しない限り将来的には宿主と共存していけるようになっていくものと思います。

例えば、エイズウイルスやエボラウイルスなどの致死性が高いウイルスは、間違えて環境の合わない宿主に入ってきてしまったと見ることもできます。自然状態に置かれた元来の宿主では大人しく上手くやっていたにもかかわらず、異なる宿主に乗り移ってしまったために、環境適応のための準備段階として敵の様子を探りながら、変異を起こし続けなければならないという状態なのでしょう。

以上の観点で考えると、新型コロナウイルスはまだ十分に宿主である人間に適応しているとはいい難く、環境に適応していないが故に、変異を起こさないと生き延びられないのです。ウイルスはウイルスで一生懸命に変異を起こし、生きるための生存競争をしているわけです。そのうえ、ゲノム上に変化が起こり、それは後に述べるように変異が起こればそのたびに、新たなウイルス同士の生存競争はますます高まっていく可能性があります。こうして、次から次へと変異を起こし、生き延びるための騒ぎを繰り返しているのが、現在の新型コロナウイルスの姿といえるでしょう。

たとえ変異を起こしていても大人しく宿主と共存することができなければ、このウイルスの将来はあり得ないともいえるのですが、新型コロナのようなウイルスは一番たちが悪い。なぜなら、ウイルスが暴れ、全ての宿主を殺さないまでも宿主に迷惑をかけながら長く生存する可能性を含んでいるからです。エイズやエボラ出血熱のように宿主である人間を殺してしまうウイルスは、亡くなる人は気の毒だけれども、宿主を殺してしまうので、ウイルスも共に死滅してしまうことになります。これは、いわゆるウイルスの自殺行為です。ウイルスの持つ毒性があまりにも強すぎて、感染した人を殺すことになっては家主を殺すようなものなので、そのウイルス自体も死んでしまうわけです。

もっとも利口なのは、アデノウイルスのような大人しいウイルス。罹ってはいるけれども、宿主に対して何も悪さをしないで広がっていくものです。一般的な風邪などは、このウイルスが原因です。それに比べると、新型コロナウイルスは、もっとたちが悪いわけです。症状が風邪程度で済むなら一番いいですが、人に肺炎を起こして時々重症化させてしまう。そして、死に追いやることさえあるのです。

ウイルスが宿主に与える影響や毒性がもっと軽くなってくれるか、あるいはもっと重いものであれば、ウイルスとの闘いの結末が見えてくるのですが、新型コロナウイルスは、そうではないので、なかなか対策が容易にはいかないのです。

ウイルス、驚異の進化速度

私がアメリカ留学から日本に戻ってきた一九八三年、その頃はちょうどエイズウイルスが蔓延していた時期でした。そこで、エイズウイルスのゲノムを用いてその進化過程を研究していった一人です。エイズウイルスも新型コロナウイルスと同じくＲＮＡウイルスですが、種類は異なります。それでもなお、単位時間あたりの塩基置換の数や速度などウイルス進化について調べるべく要点事項については全く同じです。

エイズウイルスのゲノムからどのように変異が起こるのか、その頻度、速さはどれぐらいであるか、変異株同士の系統関係はどうなっているのかなどについて詳しく調べていきました。すると、一九八五年にエイズウイルスを含むレトロウイルスの変異の速度、すなわち変異が単位時間あたりに発生する頻度ですが、それが人のゲノムの一〇〇万倍も速いことが分かりました。いわば、私たち人間が一〇〇万年かかって行う進化をエイズウイルスは、わずか一年で果たしてしまうということを発見したのです。これをエイズウイルスの「超高速進化」と名づけ、超高速進化である故に、このエイズウイルスのワクチン開発は不可能であろうということを指摘しました。ちょうど同年一〇月の毎日新聞、日曜版の一面に「エイズワクチンは開発不可能」と大きな見出しでその内容が掲載され、にわかに驚きと緊張感を覚えたものです。

私の意見を後押ししてくれたのが、当時京都大学ウイルス研究所の故日沼頼夫教授です。日沼先生は白血病ウイルス（これも同種のＲＮＡウィルス）の第一人者でしたが、エイズウイルスについて五條堀の意見は正しいのではないか、エイズウイルスに対してはワクチン開発より治療薬の開発に向かわなければならないのではないかということで、私の発見の意義を強くサポートしてくれました。実際に現在においてもなお、エイズウイルスは混合薬すなわち増殖阻害剤で対応されています。

こうした経験から、新型コロナウイルスについても早い段階で、国立国際医療センターとの共同研究によるウイルス進化速度の推定調査を行ってきました。ウイルスの進化速度を推定することで、ウイルスの塩基置換数や塩基置換速度が決められ、それに基づいて講じるべき対応策が見えてくるのです。

国立国際医療研究センターの星野訓一博士や溝上雅史博士を中心に、日本で最初に感染者が出たことで注視されたダイヤモンド・プリンセス号の感染者の方々から、新型コロナウイルスに関する全ゲノム情報を解析していきました。誰がどこからいつの時期に移ったかという情報を追跡し、単位時間あたりに新型コロナウイルスの変異はどのくらい起こるか、推定していきます。これについては、二〇二一年二月に学術雑誌に論文を出しました。

その結果、新型コロナウイルスはエイズウイルスほどの速さではないものの、一年につき一塩基サイトあたり 7.13×10^{-4} 回（7.13×10^{-4}/site/year）塩基置換が行われることが判明しました。これによると、新型コロナウイルスはおよそ三〇〇〇〇個の塩基から成り立っているので、一年に二一個の塩基が置換する変異が起こるという計算になります。

〝Nextstrain〟というウイルス発生拡大の背後にある遺伝学の状況を視覚化していくオープンソースウェブサイトでは、そこに掲載されている二〇二一年五月時点の一年あたりの変異の蓄積速度は二五個程度なので、先ほどの塩基置換速度とほぼ一致しているといえます。すなわち、新型コロナウイルスの約三〇〇〇〇塩基から成るゲノムでは毎年平均して二五個の塩基が変わっているので、ゲノム上にある一塩基サイトあたり一年でどれぐらい塩基が変わっているかを計算すると、２５塩基／３００００塩基サイト＝$25/30 \times 10^{-3} = 0.73 \times 10^{-3} = 7.3 \times 10^{-4}$となるので、星野先生や溝上先生によるダイヤモンド・プリンセス号での感染者から計算された塩基置換速度とほぼ一致しているということなのです。これによると、だいたいエイズウイルスの三分の一から一〇分の一倍位の速さで塩基が置換して進化していることが推測できるのです。

しかし、そうはいっても新型コロナウイルスの進化速度は、私たち人間のゲノムの変異よりも一〇万倍以上も速い。つまり、この新型コロナウイルスは、私たちが一〇万年もかかって行う進化をわずか一年以下で終わらせてしまうということになります。

現状ではワクチン対応は成功していますが、このワクチンも私の理解では、数年から五年ほどしか持たないであろうと見ています。というのも、新しい変異が起こってワクチンから逃れるものも現れるからです。

したがって、その間にそうした変異に応じたワクチンの開発が不可欠であろうと推察しますし、同時に可能ならば、後に述べるようないわゆる「ユニバーサル・ワクチン」で、どのような変異にも対応できるようになることが求められます。これは、外敵であるウイルスが装備を進化させてレーダーに引っかからないステルス性を身につけても、直ちにミサイル攻撃が可能になるような万能ワクチンなのです。

それまでは、それぞれの変異に見合ったワクチンで対応していくことになります。ｍＲＮＡワクチンは、前章で述べたように、そのようなワクチンを作る際に対応しやすい特徴を持っています。私たちの身体で生成させるタンパク質を変異に相当するものに置き換えれば、直ちに変異対応のワクチンを作ることができるのです。それでもなお、究極的には治療薬である増殖阻害剤の開発を考えていかなければ最終的な終息には至らないのではないかと考えています。

とくに毎年話題になるＡ型インフルエンザウイルスとの違いにおいては、どうも新型コロナウイルスは季節の変動にはあまり関係ない、すなわち地域の気温との大きな相関関係はないということがいえそうです。これについては実際にサウジアラビアの大学ＫＡＵＳＴで共同研究を行い、論文を国際学術雑誌に発表しました。しかし、そこにはさまざまな見方も存在し、議論の余地が残されていることは否めません。

Ａ型インフルエンザの場合には冬に感染が起こるという季節性がありますが、新型コロナウイルスでは季節性との関わりはまだ明確に分かっておらず、いつ感染するかわからないという点ではたちが悪く、つき合いづらいです。

Ａ型インフルエンザウイルスの変異速度や進化速度は、ウイルスの種類は異なるものの、ほぼエイズウイルスと同じです。それに比べ新型コロナウイルスは、やはり変異の速度は約三分の一から一〇分の一程度で、Ａ型インフルエンザウイルスほど速く変異はしない。したがって、ワクチンの種類や人の受容体であるスパイクタンパク質の変異状況にもよりますが、おそらく毎年、新型コロナのワクチンを打つ必要はなく、数年から五年位でワクチン接種が必要になってくるように感じています。

新型コロナウイルスは季節性が希薄であるという点では対処しにくいですが、変異を起こす速度がやや遅いというところでは、ワクチン接種の頻度はA型インフルエンザウイルスよりは少なくて済み、対応しやすいように思われます。

変異株の正体

新型コロナウイルスの影響ですっかり悪者になってしまった変異株ですが、変異株にもいろいろな種類のものがあり、ウイルスはつねに突然変異を起こしています。原則的な定義からすると、ゲノムにたった一つでも別の塩基に置き換えられるなどの変化が起これば、それは変異株となります。しかし、その変異株のすべてが問題なのではありません。変異株の中でもとりわけ免疫反応を逃れたり、ワクチンが効かなくなったり、あるいは感染力を増したり、さらには感染した後に強い病原性により病気が重篤化するようなものが問題視されるわけです。

そこではウイルスゲノム上の塩基の変わり方、あるいはウイルスタンパク質のアミノ酸の変わり方が、私たち人間の身体に問題をもたらし、危険な状態になり得る場合に注意を喚起する必要があります。そのような変異については、いわゆる注目に値しない「中立的な変異」としっかり区別していかなければなりません。この区分けが非常に大切です。

突然変異は、ゲノムの塩基配列が一つでも異なればそれは変異株なので、いつもノイズのように起きています。また、塩基が失われたり（欠失）、付加される（付加）変異も存在します。それらのほとんどは中立なもので、感染性や病原性とは無関係のものであることが多い。そうした中立の変異についてはほとんど気にする必要はなく、いわゆる病原性や感染性に関係する変異をどれだけ見つけ出すか、あるいは予測するかが、この感染症との闘いの鍵になるはずです。

新型コロナウイルスについて、変異株としていくつか問題視されているものがあります。アルファ株（イギリス型）、ベータ株（南アフリカ型）、ガンマ株（ブラジル型）といわれるもので、それらにはどれもスパイクタンパク質のアミノ酸の５０１番目に変異が存在します。これが、「N５０１Y変異」といわれるものです。「N」で表記されるアミノ酸のアスパラギンから「Y」で表記される別のアミノ酸のチロシンに変わると感染力が強くなり、症状が悪化する可能性があるといわれています。

具体的には、アルファ株の場合には一・三〜一・九倍、ベータ株ではおよそ一・五倍、そしてガンマ株についてはまだ明確には分かっておりませんが、国立感染症研究所によると、一・四倍〜二・二倍の感染力を有しているのではないかとの解析結果が示されています。つまり、スパイクタンパク質というウイルスのタンパク質が人のレセプター（受容体）タンパク質のＡＣＥ２と結合する重要な箇所に、アミノ酸変化をもたらすような突然変異が起こると、これは感染性に関係する変異であるということで注目されているのです。

　また、インド由来のデルタ株には二重変異株であるとの指摘がなされています。これは、新型コロナウイルスにおいてアミノ酸に変化をもたらす変異のうち、とくに注視しなければならないスパイクタンパク質のＥ４８４ＱとＬ４５２Ｒという二つの変異が発見されたことから「二重変異株」といわれ、新型コロナワクチンの有効性の低下が懸念されています。ただ、これについての詳細な内容やインドで急増している新型コロナ患者との因果関係については、もう少し時間を待たなければ明白なことは分からないように思われます。

　一連の報道で、「変異種」という言葉が使われていた時期がありました。これは誤りで、すべて「変異株」と呼ばれるべきです。変異「種」とすると、種は英語でいうところの「スピーシーズ（species）」のことかと思われるのですが、それは全く別のものです。生物の系統分類において、変異は英語で「variation（ヴァリエーション）」変異株は「variant（ヴァリアント）」、ウイルス株は「isolate（アイソレイト）」というのです。

　通常、生物学の括りのなかで「変異種」というと、それは「半種」とか「亜種」などという同じような範疇《はんちゅう》で全く異なる意味になってしまいます。例えば、ショウジョウバエの分類をみてみましょう。

　ショウジョウバエに「亜種」というのがあり、それは交配する機能を有し次世代の子を産めるものの、実際には交配できないような場所や環境にいるものをいいます。種分化が進んで一部だけ交配ができるのが「半種」と呼ばれるものであり、その種よりも少し変わったものの総体を「変異種」といいます。このように「変異種」という言葉を用いると、ウイルスの世界とは全く別の生物特有の意味になってしまうので、十分に気をつけなければなりません。

また、「二重変異株」「三重変異株」という言葉もしばしば用いられるようになりました。これについても意味内容は誤解を受けやすい用語だと思われます。

先ほど述べたように、変異というのは、ある日突如として起こるものではなく、ウイルスが生き延びるなかでつねに突然変異が起きて変異が出現しているところ、たまたま注目するウイルスの遺伝子やタンパク質で二つの変異を持つウイルスが見つかった、それが二重変異という状態です。したがって実際、それが本当に二重変異なのかどうかは定かではありません。さらに詳しい検査をすれば、三つの変異が見つかるかもしれませんし、五つ見つかるかもしれません。したがって、このことからも二重変異や三重変異という用語は、注視する遺伝子やタンパク質のある一部の領域に限ってみたところ、二重や三重の変異といえるウイルス株が見つかったという状態なので、これについては正しい理解をしなければないように思われます。

このように変異株のありようと考え方について、私たちが正確な科学的知見に基づいて正しく認識することはとても重要です。

私たち人間の身体も進化する時間や速さのスケールは異なりますが、ウイルスと同じようにつねに突然変異が起こっています。子どもが産まれてくるときに顔が親とは少し違っていたり性格が異なっていたり、時折、遺伝病が見られるのも突然変異ゆえであると考えられます。したがって、生命原理そのものは、ウイルスも私たちも同様であるということができるのです。

ここで「変異株の本来性」とはどのようなものであるか、それについて触れてみたいと思います。

一般に変異とは、生命進化の源であると考えられています。生物集団において存在する突然変異は、遺伝情報であるDNAゲノムに起こると、それが生物集団のなかで広がっていきます。ゲノムは、進化の過程でさまざまな突然変異を受け入れ、実に賢く働かせる有用性を保持しています。ときには、ウイルスや細菌の遺伝子を取り込み、それによってウイルスに対する耐性を自然に持つこともあります。こうした自らと違うものの遺伝子を取り込み、ゲノムの多様性を担保していく姿を、私は「ちゃらんぽらん進化」と表現しています。ゲノムは、良い意味で度量が広いのです。さまざまな変異を溜め込んで集団内の多様性を高めていき、結果的には、将来の環境変化に備えるしなやかなゲノム進化に繋がっていきます。

私たち人間もみな、ゲノムに変化を持っています。この変異によって多様性が保持され、不意な環境変化にも変異のうちのどれかが対応して集団を絶滅から救い、生き残ってきたのです。これが生命の進化です。

もしみんなクローンであったら、環境に適応できずに絶滅してしまっていたでしょう。そうならずに私たちが環境に適応しながら生き永らえているのも、この突然変異のお陰なのです。

ｍＲＮＡワクチンの変異対応力

では、ｍＲＮＡワクチンは、感染力を強めたり病原性を持つ変異株に対して、どこまで効力を持つのでしょう。変異対応のワクチンについて考えてみたいと思います。

これには二つの意味があります。一つはまさに世界で蔓延している変異株を目標とした変異株対応のｍＲＮＡワクチンを作るということです。これについては、先ほど述べたように、現在のｍＲＮＡワクチンにおけるｍＲＮＡの人工合成部分を変異対応のものに替えるだけで、同じ仕組みで変異株に対応したワクチンを作ることができます。

もう一つは、いかなる変異に対しても対応できる共通的なワクチン、これを「ユニバーサル・ワクチン」といいますが、こうしたものを作ることです。変異株を正確に知るためには、ウイルスの遺伝情報、いわゆるゲノムをすべて解読する必要があります。解読したところで変異の場所や組み合わせを想定し、将来の変異を予測したかたちでワクチンを仕立てていくのです。現在では、こうしたことが原理的には可能な状況にあります。

新型コロナウイルスの遺伝情報であるゲノムは、およそ三〇〇〇〇個の塩基という化合物が連なった鎖のようなものです。このゲノムを解読して、どのような塩基配列になっているかを調べ、そこに一つでも従来の配列と異なるものがあれば、理論上はすべて変異株ということになります。

ただ、先述したように、実際にはその塩基が一つ変わってもいわば揺らぎのようなもので、新型コロナの病原性に関係していないものがほとんどです。

ところが時折、人の細胞の中に侵入しようとするときに必要とされるウイルスのタンパク質、とくにスパイクタンパク質の大切な部分に変異が起こると、感染性が急速に高まったり病原性が強くなったりすることが予期されます。また、ワクチンの標的とされているウイルスのタンパク質の特定部分に変異が生じると、ワクチンの重要な働きである抗体がその標的を認識することができなくなり、ワクチンが効かなくなる恐れがあります。したがって、そのような変異を起こすウイルスをいち早く感知して、それに対応したｍＲＮＡワクチンを作るということが重要になってきます。

一方、標的とするウイルスのゲノム情報が分かってくると、だいたいどこにどのくらいの変異が起こるか、あるいは起こりやすいかを全部追跡できるようになります。そして、そのデータを総合的にまとめて、変異の生じる場所とその確率とを合わせて総ての変異の組み合わせを想定することができます。

つまり、これから将来に向けて起こり得るであろうという変異までを想定して、それに人工知能（ＡＩ）を用いて共通的にヒトの抗体が認識できる部分を探すことができます。そのうえでワクチンを作っていくと、これが「ユニバーサル・ワクチン」といわれるように、どのような変異に対しても対応できる夢のワクチンが誕生することになります。これは、私が夢物語で楽観的に述べているのではなく、すでにユニバーサル・ワクチンに向けた論文が最近までに数本発表されていて、私たちもそこに向かって研究を進めているところです。

ウイルスとワクチンの闘い――「赤の女王」進化仮説

ワクチン接種は、みんなでできるだけ早く一斉に行うことが重要で、その意味において日本の遅れというのはやや懸念が残ります。敢えていいますと、新型コロナウイルスはできるだけ変異を起こして環境に適応するかたちで生き延びようとしているので、一生懸命に増殖しています。それに対して、私たちはそういう新型コロナウイルスの変異に対応して、ワクチンその他で対抗しなければなりません。したがって、この二つの競争、つまり新型コロナウイルスが変異を起こして環境に適応しようとしているのと同時に、その変異を起こす新型コロナウイルスに対してワクチン接種で競争的に対抗しようとしているのは、二重の意味でいわゆる進化仮説で有名な「赤の女王」仮説に当てはまります。

「赤の女王」仮説というのは、ルイス・キャロルの小説『鏡の国のアリス』のエピソードに由来しています。アリスは、赤の女王のいる鏡で囲まれた部屋の中に迷い込みます。その部屋はいつも回転しているので、アリスがずっとその場に立ち続けるためにはその回転と反対方向に常に疾走し続けなければなりません。これはウイルスと環境、そしてウイルスとワクチンがそれぞれ反対方向に走り続けて競争するという二重の意味で、ウイルス進化の赤の女王仮説に匹敵するものと思います。

日本はワクチン接種について欧米より一歩遅れているので、赤の女王仮説からすれば、ウイルスに振り回されてしまう可能性が否めません。できるだけ多くの人にワクチン接種を行うスピードを速めて走らなければ、ウイルスとの進化競争に負けてしまう可能性も否めないのです。

二〇二一年六月の時点で、日本のワクチン接種状況は、ようやく日増しに改善しているように思われます。医療従事者へのワクチン接種はほぼ完了し、高齢者への接種が急ピッチに進んでいます。六五歳以下の方への接種も間もなく開始されるということで、この調子で速やかにワクチン接種が行われていくことを期待してやみません。

不安解消！　Q&A

Q　ウイルスってなに？

A　ウイルスは、宿主の存在がなければ生きていくことができず、宿主の遺伝子メカニズムを借りることで、自己増殖していく生き物です。

Q　ウイルスの分類上、新型コロナウイルスはどのような位置づけになっている？

A　新型コロナウイルスの生物学上の系統樹は、すでに明らかになっていて、生物学の階層性でいうと、「ニドウイルス目のコロナウイルス亜科のベータコロナウイルス属」に分類されます。

Q　新型コロナウイルスは、どのような動物に近い？

A　直近の系統関係をみると、コウモリのウイルスに近いことがわかります。

Q　新型コロナウイルスは、風邪のウイルスと系統的にはどう違う？

A　新型コロナウイルスは、「ベータコロナウイルス属」に位置していますが、風邪のウイルスは、「アルファコロナウイルス属」と「ベータコロナウイルス属」の両方に分類されます。

Q　新型コロナウイルスは、中国の武漢のウイルス研究所から逃げ出したの？

A　新型コロナウイルスのゲノム情報をみると、遺伝子工学で使われるプラスミドやベクターなどの断片は見つかっていないようです。このため、人工的に改変された可能性は低いと思われます。

しかし、一方で武漢のウイルス研究所で飼われていたコウモリから新型コロナウイルスが人に感染し、その後、市中に感染が広がっていった可能性は否定できません。

Q　新型コロナウイルスにどう対応すれば良い？

A　ウイルスは、宿主である人のメカニズムを乗っ取って、私たちと同じく生き延びていくので、外敵である新型コロナウイルスについて詳細を知り、ウイルスと人との関係をしっかりと理解することが重要です。それが、ウイルスの進化といわれるものです。このウイルスの進化速度を知り、ウイルスが進化する速度より早くワクチン接種および増殖阻害剤（治療薬）の開発を行うことが急務です。

Q　新型コロナウイルスのゲノムには、何個の遺伝子が存在する?

A　新型コロナウイルスは、およそ三〇〇〇〇個の塩基を持っています。そこには、構造タンパク質の遺伝子四個に加えて、合計十六個の非構造タンパク質の遺伝子があります。

Q　ウイルスのスパイクタンパク質ってなに?

A　ウイルスの持つスパイクタンパク質は、ウイルスゲノムを取り囲むタンパク質の殻（カプシド）上の糖タンパク質です。スパイクタンパク質の突起は、宿主の細胞にある特定の受容体にのみ結合し、宿主の特異性とウイルス感染症の両方にとって不可欠なものです。

Q　新型コロナウイルスの変異ってなに?

A　新型コロナウイルスのみならず、いかなる生命体も変異を常に起こしています。その多くは中立的なものですが、なかでも感染症を高めるものや強い病原性を有するものについては、注意を喚起する必要があります。

Q　現在までに見つかっている変異株には、どのようなものがあるの？（図9参照）

A　やや専門的になりますが、重要なので詳しく説明しておきましょう。

新型コロナウイルスの変異株は、ウイルスのスパイクタンパク質を構成する全一二七三個のアミノ酸のうち、何番目のアミノ酸がどのように置き換わり、変異していったかを示しています。表記されているアルファベットは、アミノ酸の種類を意味します。例えば、アミノ酸配列の五〇一番目のN（アスパラギン）がY（チロシン）に変わる場合には、「N501Y」と表します。

「N501Y」… B.1.1.7　B.1.351　P.1 などで報告あり

「E484K」… B.1.351　P.1 などで報告あり

「K417N／T」… B.1.351　P.1 などで報告あり

「L452R」… B.1.617 などで報告あり

国立感染症研究所によると、懸念される変異株には、①B.1.1.7系統の変異株（アルファ株）②B.1.351系統の変異株（ベータ株）③P.1系統の変異株（ガンマ株）④B.1.617系統の変異株（デルタ株）があります。

これらの変異株は、感染しやすい傾向にあります。

アルファ株は、ウイルス自体の感染力の強さは従来株のおよそ一・三二倍、症状

図 9 新型コロナウイルスで懸念される変異株

WHO による新名称(PANGO 系統)	検出時期・場所	主な変異	感染性	重篤度	ワクチンの有効性
アルファ株(B.1.1.7 系統の変異株)	2020 年 9 月 イギリス	N501Y	1.32 倍と推定	1.4 倍 -1.7 倍と推定	有効性に影響あり
ベータ株(B.1.351 系統の変異株)	2020 年 5 月 南アフリカ	N501Y E484K	5 割程度高い可能性あり	入院、死亡リスクが高い可能性あり	有効性を弱める可能性あり
ガンマ株(P.1 系統の変異株)	2020 年 11 月 ブラジル	N501Y E484K	1.4-2.2 倍高い可能性あり	重篤度に影響あり	有効性を弱める可能性あり 従来株感染者の再感染あり事例報告あり
デルタ株など(B.1.617 系統の変異株)	2020 年 10 月 インド	L452R	高い可能性あり	重篤度に影響あり	ワクチンと免疫の有効性を弱める可能性あり

出典 国立感染症研究所、WHO(厚生労働省の「新型コロナウイルスに関する Q&A」を参考に作成)
* PANGO 系統は、新型コロナウイルスに関して使用される系統分類命名法で、変異株の呼称として用いられている。

変異株の名称

ギリシャ文字新名称	従来名称
alpha《アルファ》 株	イギリス株
beta《ベータ》 株	南アフリカ株
gamma《ガンマ》 株	ブラジル株
delta《デルタ》 株	インド株

のリスクは従来株の一・四～一・七倍と推定されています。また、アルファ株およびベータ株は、重症化しやすい傾向にあることも指摘されています。デルタ株については、アルファ株よりも感染しやすい可能性にあることが分かっています。そして、ベータ株、ガンマ株、デルタ株については、従来よりもワクチンおよび免疫の有効性を低下させてしまう可能性が指摘されています。

＊二〇二一年六月二日時点では、アルファ株が感染者全体のおよそ八割を占め、従来株からほぼ置き換わっていると思われます。また、デルタ株については、増加傾向が見られます。

Q　新型コロナウイルスに感染したときの重症度や死者数について、何か分かっていることはある？

A　私たちの身体の新型コロナウイルス感染場所、いわゆるウイルス受容体であるACE2タンパク質の遺伝子と相同なACE1遺伝子の対立遺伝子の発現頻度と新型コロナウイルス感染症の重篤度および死者数には有意な相関関係が見られます。

Q　新型コロナウイルスの感染経路は、空気感染？　それとも飛沫感染？

A　新型コロナウイルスは、飛沫感染によって伝播するといわれています。とくに小さな粒子が空気上に舞うマイクロ飛沫には注意をする必要があります。

Q　マスクとフェイスシールドは、どちらが予防に効果的？

A　マスクの方が、比較的効果は高いものと思われます。フェイスシールドは、マイクロ飛沫を吸い込んでしまうため、上手く抑えきれません。マスクのなかでは、とくに不織布のものが比較的有効であるとされています。

Q　新型コロナウイルスは、どのように人の身体に入るの？

A　ウイルスのスパイクタンパク質が、人の細胞上にあるウイルス受容体ACE2に結合します。このACE2は、肺の上皮細胞に多く存在する他、口腔、鼻腔の粘膜の上皮細胞、血管の内皮細胞などにも存在します。したがって、主な症状として肺炎が起こるのです。

Q　新型コロナウイルスの大きさは、どれくらい？

A　直径〇・一マイクロメートルで、細菌のおよそ一〇〇〇分の一の大きさです。

Q　新型コロナウイルスは、ふつうの顕微鏡で見られる？

A　通常の顕微鏡では見られません。電子顕微鏡を用いる必要があります。

Q　新型コロナウイルスの潜伏期間はどれくらい？

A　新型コロナウイルスは、症状が出るまでの潜伏期間が長いのが特徴で、平均七日〜最長で一七日間といわれています。

Q　新型コロナウイルスによる重症化率は、年齢によってどう違う？

A　これまでの検証から、新型コロナウイルスは、五〇代を境にそれ以上の年齢になると重症化率や死亡率が上昇傾向にあるといえます。

Q　重症化する基礎疾患には、どのようなものがある？

A　慢性閉塞性肺疾患や慢性腎疾患、糖尿病、高血圧、心血管疾患、また喫煙などです。これらの疾患をお持ちの人は、しっかり治療を受けなければなりません。

Q　新型コロナウイルスに感染して風邪をひくと、どうなる？

A　これについては、感染症状が悪化するという説と影響しないという説の両方があります。

Ｑ　新型コロナウイルスは、インフルエンザ程度の病気といえる?

Ａ　新型コロナウイルスは、年齢によってリスクが異なります。若年層にとっては比較的インフルエンザに似た症状程度で収まることが多いですが、高齢者にとっては深刻な病状を呈するケースが多く、重症化リスクも高まります。

＊医学的知見の必要な箇所については、厚生労働省・国立感染症研究所・自治体の情報に基づいています。

3

ウイルス研究とゲノム進化学の現在

PCR検査とは何か

ゲノムとは、生物が有する遺伝情報の構造や機能を含めた全体をいいます。多くの生命体ではDNAが遺伝情報なので、これをDNAゲノムあるいはゲノムと呼びます。

ところがウイルスの場合には、DNAを遺伝情報として持つものとRNAを遺伝情報として持つものがあり、とくに新型コロナウイルスの場合にはRNAが遺伝情報になるので、「RNAゲノム」を持っているということができます。このRNAというのは、非常に壊れやすく扱いにくいので、研究などで使用する際にはたいていRNAを逆転写酵素によってDNAに変換して用いることがしばしばです。

新型コロナウイルスの検査として知られるPCRテスト。これは、どのようなものでしょうか。ここでは、新型コロナのウイルスからRNAを取り出し、そのRNAをDNAに変換することで、DNAを四〇回を基準に複製して、それがどういうものかを調べていきます。この複製回数については二〇二〇年六月上旬現在、減らす動きも検討されています。複製するときには、プライマーというゲノム上の配列にある一部を人工的に合成し、そのプライマーをゲノム上の指標として一里塚のように、そこからどんどん複製させていくことになります。

実際、現時点でのPCR検査では、新型コロナウイルスゲノムのある特定箇所、二箇所ないし三箇所を目印に、そこをプライマーとして複製が行われています。ＰＣＲは「ポリメラーゼ・チェイン・リアクション（polymerase chain reaction）」の略で、ポリメラーゼは複製酵素のことであり、チェイン・リアクションというのは連鎖反応という意味なので、核分裂と同じように連鎖的に複製が行われる仕組みでできています。

ひとたびＲＮＡから二重鎖のＤＮＡへの変換がなされ、温度を上げると二重鎖が解《ほど》けてポリメラーゼがそれぞれのＤＮＡ鎖からコピーを作り、温度を下げると二つのセットの二重鎖ＤＮＡが作られます。そして再び温度を上げると、二重鎖ＤＮＡが解《ほど》けて四本のＤＮＡ鎖となり、ポリメラーゼがそれぞれのコピーを作り、八本のＤＮＡ鎖が作られていきます。温度を下げると、四セットの二重鎖のＤＮＡができ上るのです。

こうしてＤＮＡの連鎖反応が起こると、すぐさま二倍になり二倍から四倍、四倍から八倍、八倍から一六倍と二の累乗で指数関数的に増えていきます。これを何十回も繰り返すことにより、大量のＲＮＡと相同的で同じ情報を持つＤＮＡが膨大な量でき上がることになります。このＲＮＡが大量にＤＮＡとしてコピーされるかどうか、それが新型コロナウイルスが出現しているかどうかを調べるＰＣＲ検査になります。

ウイルス感染が陰性の場合には、逆転写酵素でＤＮＡに変換するＲＮＡがそもそも存在しません。仮にウイルスとは関係のないＲＮＡをたまたまＤＮＡに変換したとしても、プライマーに対応する場所が存在しないＤＮＡなので、一里塚は見当たらず、ＰＣＲでの増幅は起こらないことになるのです。

ゲノム解析が必要なわけ

新型コロナウイルスのPCR検査では、ポリメラーゼ連鎖反応により増幅していくDNAの量を時間の経過とともに測定してグラフに示す「リアルタイムPCR」法が中心になっています。陽性の場合には、このDNAの増幅が徐々に増えていくことがグラフから確認できますが、陰性の場合は、増幅はほとんど見られず、フラットな線が表れるだけになります。

変異株かどうかを調べるには、さらに「変異株PCRスクリーニング検査」を行います。これは、各変異株を特異的に検出するための研究試薬プローブを設定することによって、変異株の場合には増幅し、普通株では増幅しないことで判定していきます。しかし、それが本当に変異株かどうか、そしてその変異株は何型かを明確にするには、この変異株PCRスクリーニング検査だけでは不安が残ります。

前章で述べたとおり、変異については塩基が一つでも異なれば変異株と判定されるわけですが、今の医療従事者が注目しているのはアルファ株、ベータ株、あるいはガンマ株、デルタ株を判定することなので、特定の場所に位置する特定の塩基が変わることによって、アミノ酸がどう変わっていくかを見極めなければなりません。

ＰＣＲ検査では、プライマーの印に沿った部分だけを見ているので、それだけですべての変異を把握することは不可能なのです。つまり、現在のＰＣＲ検査では把握しきれていない変異、ＰＣＲ検査を逃れる変異が出てくるにちがいないということなのです。

そこで期待されるのは、塩基配列を決定してゲノム解析が可能な全ゲノム検査です。これを「ゲノム・シーケンシング検査」といいます。これは、すべての領域のゲノム配列を調べて、注目する場所に変異があるかどうかを見ていくものですが、塩基が変わり、その結果としてタンパク質に相当する箇所のアミノ酸がどのように変わっているかをすべての株のゲノムについて調べていかないと、変異株の特定は明確にはできないということになります。

実際に、ゲノム解析技術を備えた「ナノポア」と呼ばれるＵＳＢほどの大きさで持ち運べる装置が、すでに開発されています。これにＤＮＡのサンプルを少し入れるだけで、おそらくウイルスであれば一時間少々で全ゲノム配列を決めることができるでしょう。ＰＣＲの検査場にこうしたウイルスのゲノム配列を解読する装置を持ち込むことができれば、ゲノム解析の検査も同時に行うことができるのです。

ただ、現在は精度が十分でなく、配列を解読する過程でエラーを引き起こす可能性があります。その点での改善が講じられなければなりません。そうした問題点はあるものの、将来的には、ＰＣＲ検査からゲノム・シーケンシング検査を含めた方向へと検査方法は移っていくように思われます。

全ゲノムの解析を行うゲノム・シーケンシング検査においても、ゲノムを解読する際には、PCR検査と同様にウイルスゲノムのRNAをDNAに変換して増殖させる必要があります。「増殖できなければ陰性」「増殖できれば陽性」ということで結果は明白になっています。増殖した全ゲノム配列を調べることにより、その変異がどの変異株であるかも一目瞭然です。

その際に問題になるのは、先ほど述べたような複製の精度が低いと正しい結果が出ないことがあるという点です。変異が見られた際には、検査のために生じた人為的な変異なのか、元来のウイルス変異株なのか、その区別をしていかなければなりません。検査のために起こった変異を解析上のエラーということでシーケンシング・エラーといい、そのエラーの頻度が高いと実際の変異との区別がつきにくくなるので、この検査の精度をどこまで高められるかが重要になります。

生命進化研究へ向けて——パイプラインの構築

1　ウイルス進化を解明する

では、ウイルスの全ゲノム解析、すなわちここでいうゲノム・シーケンシング検査が可能になると、どのようなことが解明されるようになるのでしょうか。

私たちは、前章でも述べたように、進化仮説でいうところの「赤の女王」仮説の状態、すなわちウイルスは環境のなかで一生懸命に生き延びるために突然変異を起こしていますので、私たちはそれに対抗する形で敵のシナリオをいち早く読み取り、ワクチン開発や抗ウイルス剤の開発などでウイルスとの生存競争に勝たなければなりません。

そのために、ゲノム・シーケンシング検査を行い、感染した人のウイルスの全ゲノムを明らかにすることによって、ウイルスの状態がどのようなものであるか、変異があるかどうか、変異が見られる場合には、それはどのような変異であるか、新たな変異株なのかどうか等について詳しく検証していくことが可能になります。そして、ここではそのゲノムの解析をもとにウイルス進化の状態を克明に調査解析し、ウイルスとの生存競争に挑んでいきます。この姿勢はまさに「生命科学におけるゲノム進化を考える」ということにほかなりません。

このゲノム進化を調べる手法には、次の三つの要素が必要になります。

一つは、アラインメントと呼ばれる手法で、複数の塩基配列やアミノ酸配列をお互いに比較できるように同じ配列を持つ領域をまとめて整列させること。二つは、並べられた塩基配列やアミノ酸配列の塩基、アミノ酸が置き換えられる数や速さを調べること。すなわち塩基（アミノ酸）の置換数および置換速度を調べること。その上で、最後にそれらの情報をもとに分子系統樹を作成していく。これは、生物のゲノム情報の比較から変異がどこからどのように変化していったか、その伝播した過程を図で示したもので、ゲノム系統樹といっても良いかもしれません。つまり、ウイルス進化の道筋を描いた図で、ここでは変異株についてもいつどこで発生し、どのように拡散していったかが樹木のように示されていきます。

こうしたことが可能になった昨今、ウイルス問題を単なる疫学的な感染症問題としてではなく、さらに根源的な遺伝学やゲノム学の知見からウイルス進化の問題として考えることで、より一層ウイルス感染に対する有効な対策に向けた取り組みが可能になるのです。

2　アミノ酸配列、DNA塩基配列を「決定」する

今日、生命科学を生命情報科学として捉える動き、正確には「バイオインフォマティクス」と呼ばれる分野が一層顕著になっています。生命科学と情報科学が融合し、DNAやRNA、タンパク質をはじめとする塩基配列データやアミノ酸配列データのような生命情報が、情報学や統計学などのアルゴリズムを用いた分析によって解き明かされていく方法が、現代の生命科学では決定的な意義を持っています。

こうした手法はいつ頃から出てきたのでしょうか。その背景を探ってみましょう。

一九六〇年代から七〇年代にかけて、アミノ酸配列に関する研究が盛んになり、いわゆるタンパク質の情報が徐々に明らかにされてきました。当時はまだDNAの塩基配列を解読するのは非常に難しく、いわばRNAの塩基配列の一部を解読するのが精一杯でした。

アミノ酸配列の解読を行なったのが、フレデリック・サンガー博士です。「サンガー法」といわれるタンパク質のアミノ酸配列を決定する方法を確立し、その手法を用いてインスリンという

血液中の糖の含量を調整するホルモンタンパク質のアミノ酸配列を最初に解読しました。この功績によりノーベル賞を受賞しています。

すでにこのときサンガー博士は、次はＤＮＡの塩基配列の解読に向かうことを心に決めていたようです。実際には一九七〇年代後半まで待つことになりますが、サンガー博士はアミノ酸配列の決定法を見つけた後は、ＤＮＡの塩基配列を決定する方法（ジデオキシ法、あるいはこれも「サンガー法」と呼ばれる場合が多い）の研究に向かいます。

ちょうど七〇年代後半の同じ時期、サンガー博士とは別に、マクサム博士とギルバート博士の二人がＤＮＡの塩基配列を決める技術を発案し、独自に塩基を配列する決定法を確立していったのです。その手法は「マクサム・ギルバート法」といわれています。ギルバートおよびサンガーの両博士は一九八〇年にノーベル賞を受賞。サンガー博士は生命科学の分野ではじめて二つのノーベル賞を手に入れることになったのです。こうして八〇年代になると、ＤＮＡの塩基配列が決定できるようになりました。

六〇年代から七〇年代にかけて、アミノ酸配列を決める手法が発明され、さまざまなアミノ酸配列が分かってくると、次の段階として、異なる生物間においてアミノ酸配列を比較し、そこで起こるアミノ酸配列の変化に注目する研究が行われるようになっていきます。

生命の進化に伴ってタンパク質のアミノ酸配列上にあるアミノ酸が置換することに着目すると、共通祖先を持つ生物種が進化の過程において、どの時点で分岐したかを古生物学的な情報から推定することができます。

二つの異なる生物間で特定のタンパク質のアミノ酸配列を比較した場合、その生物種の分岐した時間が長ければ長いほどアミノ酸はたくさん変化する。すなわち、アミノ酸配列はほぼ時間に比例して変わっていくのです。進化の時間が経過するにしたがって、アミノ酸があたかも時計のようにコチコチと置換していくので、これを「分子時計」といいます。この分子時計を用いると、生物間のアミノ酸配列の違いから進化過程における分岐した時期を推測することができるのです。

これを発見したのが、エミール・ツッカーカンドル博士とライナス・ポーリング博士です。ポーリング博士は「タンパク質のアルファヘリックス構造」の発見によりノーベル化学賞を受賞し、その後、地上核実験に対する反対運動の業績によりノーベル平和賞も受賞しました。

当時、このライナス・ポーリング研究所がスタンフォード大学の隣にあり、その所長がツッカーカンドル博士でした。ツッカーカンドル博士は私が若いときに「タカシ、ポスドクで来ないか？」と声をかけてくれましたが、それを断るかたちでテキサス大学の根井正利先生の許に留学しました。

留学してから研究所を訪れると、ツッカーカンドル博士はポーリング博士を紹介してくれ、それが縁になってポーリング博士が後に来日した折には、彼の講演会の一部の同時通訳を私がつとめることになったという思い出があります。

八〇年代に入ると、ＤＮＡ塩基配列でもアミノ酸配列と全く同様のことが起こります。異なる生物の間でＤＮＡ塩基配列が時間と共にどう変化するかを見ていこうとする動きが現れるのです。ここでも、ＤＮＡの塩基置換はアミノ酸配列の場合と同じく、時間に比例して働き、分子時計がほぼ成立していることが明らかになります。

3　分子進化を調べる三つの視点

七〇年代、いろいろな生物種におけるアミノ酸配列の決定が進展してくると、それを基にマーガレット・デイホフ博士は、女性研究者としてタンパク質の構造の数学的基礎に基づいた進化的な評価法を開発し、アミノ酸配列のデータベースを作っていきました。

データベースは有益かつ重要なものとして扱われ、そのデータベースを用いてアミノ酸配列の比較から系統樹を作成できないだろうかという動きが見られるようになりました。これは一つの系統樹を作る大きな研究グループとして発展していくことになります。

しかし元来、この系統樹を描くグループは、計量生物学という分野で活躍している人が多く、そこでは背の高さであったり、顔の面積であったり、生物の持つ形態的な部位の長さや大きさ、つまり生物の形質形態を量化して、その違いを距離に換算して系統樹を作るというのが一般的でした。この手法をアミノ酸配列に適用することで、系統樹に変換していこうというのが、「分子系統樹」といわれるものです。

一方、木村資生博士らを中心に集団遺伝学の影響を受けた研究者たちは、アミノ酸は単位時間あたり何回変わるのだろうか、ということに関心を持っていました。なぜなら、アミノ酸が変わるということは、ＤＮＡが変化しているに違いない。その時には、アミノ酸配列は解読されているものの、ＤＮＡの塩基配列に関してはほとんど解明されていなかったので、ＤＮＡの塩基がどのように具体的にいくつ変わっていくかを何とか推定できないだろうか、そうした問題が共通の関心事でした。アミノ酸の置換や塩基の数、その置換の速度を調べて、それを基にＤＮＡの塩基配列についても同様に推定しようという動きが出てきたのです。

それを発展させた研究課題が、アミノ酸を変えない「同義置換」およびアミノ酸を変える「非同義置換」です。この研究を早くから手がけていたのが、九州大学でお世話になった宮田隆先生です。そこでは物理学の手法を生物学に取り入れるかたちで研究しており、私も物理には早い段階から関心があったので、同じ研究をしていた松田博嗣先生のグループで学び、それを基盤に塩基置換の比較研究を行うべく根井先生のところへ留学しました。

アミノ酸配列の種類が多様化し、生物種のデータが増えてくると、今度はそれを比較していかなければなりません。二つの生物種の間で違いが明確に判定できるものはいいですが、似たもの同士で多少変化が生じたり長さが変わっていると、それらを比べるための然るべきアルゴリズムが必要になってきます。

七〇年代の終わりには、先に述べたようにＤＮＡの塩基配列の解読法が確立し、アミノ酸配列に加え、ＤＮＡの塩基配列の決定も可能になるので、八〇年代に入ると、さまざまな遺伝子の塩基配列を解読する競争が繰り広げられます。塩基配列が次から次へと決定され、複数のアミノ酸配列や塩基配列の生命情報を進化的な関係性にしたがって、比較できるように並べていかなければならない。いわば「マルチプル・アラインメント」という手法です。これによって、塩基配列の中でも機能的に重要な部分や特徴を示す部位を検出することができ、変異や遺伝子重複についても発見することができます。

これは、分子レベルで遺伝子を系統的に見ていくためには第一ステップとして重要な工程であり、これによってウイルスなどの病原体に対する進化的追跡も可能になります。このアラインメントの手法は、アルゴリズムを用いて高速かつ統計的に大量解析を行う方法を開発し、バイオインフォマティクスの一分野として発展していきます。それに対して、先ほどの系統樹を描く方法や塩基の置換数および置換速度を推定していく手法は、分子進化を扱う分野として成長していきます。

4　三つの手法を繋ぐパイプライン

塩基配列やアミノ酸配列をアラインメントで並べること。

塩基配列やアミノ酸配列の置換数および置換速度を推定すること。

分子系統樹を作成すること。

この三つの研究は、そもそも基本的には個別の研究グループを成していて、それぞれの持つ文化も異なれば携わる研究者も違って、全く別々に動いていたのです。ところが、生命進化の研究を行う際には、おのずからこれら三つの要素はどうしても欠かすことのできないものとなります。

ＤＮＡの塩基配列やアミノ酸配列があれば、まずアラインメントで比較して配列しなければなりません。その後で塩基やアミノ酸の置換数や置換速度を推定していき、これらの置換数を計量化し、距離に換算して系統樹を作成していきます。そこで、これら三つの手法を繋ぐパイプラインが考案されることになります。これが、現代のバイオインフォマティクスにおける一つの基礎を成すものです。

分子進化に関する基礎研究では、こうした三つの手法の流れに即してビックデータを解析していくので、そこに皆統合されていったとみなすことができます。それが遺伝情報から見た生命科学、あるいは生命進化を生物学の根底に位置する基礎分野であるとする見方であり、そうした視点からこのパイプライン構想を最初に作っていったのは、テキサス大学時代の根井先生をはじめとする私たちのグループでした。

一九八七年、斎藤成也博士と根井先生による「近隣結合法」といわれる系統樹を作成するための解析法が開発され、広く多用されていきました。その後一九九三年、根井先生らは分子進化の統計分析を行い、系統樹を構築するためのコンピューターソフトウェア「ＭＥＧＡ（Molecular Evolutionary Genetics Analysis）」を開発し、それ以降、誰もがこのソフトウェアを用いて解析し、系統樹を作成することができるようになります。それまではこの三つの手法を繋いだパイプラインが有用性を増していたと思われます。

このようにして、三つの要素を繋ぐパイプラインが出来上がると、それぞれの生命進化を系統的に見ることができるようになります。八〇年代以降は、私自身がこの手法をウイルスのみならずさまざまな生物に適用して、生命進化に関する研究を行っていきました。

ウイルスについては"Journal of Virology"という国際的な専門誌があり、私たちのグループはそこに何度もウイルス進化について論文投稿するわけですが、なかなか通らない。初めのうちは、悔しい想いの連続でした。というのも、ウイルスを研究室で増殖させたり、塩基配列の解読の際に何度も増殖させるプロセスを経ることから、アーティファクトといって本来の自然状態における変化とは異なった人為的作用が及ぼされている可能性が高いと判断されてしまったのです。つまり、それは人工物を見て系統樹を書いているのに等しいということで、厳しい批判に晒されたのでした。

ところがその後、ダイレクト・シーケンシングという手法で生物のDNAやRNAを増幅させないで、すなわちPCRを通さずに、そのまま直接に塩基配列を決定することができるようになると、私たちの主張は正しいということが証明され、一〇年後には、同ジャーナルには生命進化の系統樹の論文が多く発表されるようになっていきました。

ただ、A型インフルエンザウイルスについては、状況は異なっていました。

すでに私たちより先に、このRNAウイルスに対する研究はかなり進んでいて、それはRNA

研究そのものと共に発展していました。なかでもA型インフルエンザウイルスに関しては、比較的進化が速いということは明らかになっていて、ワクチンの必要性についても理解されていたのです。

それ以外のウイルスについては、全くというほど研究されておらず、とくにエイズウイルスを含むレトロウイルスについての進化研究は、私たちの独壇場に近い状態であったと思われます。それからというもの、いろいろなウイルスをはじめ他の生物についても、ゲノム配列を決定して塩基置換数や塩基置換速度を推定し、系統樹を描くということで、生命進化に関する研究を進めてきたのです。

もちろん、ここでの方法論は、今回の新型コロナウイルスにも適用することができます。これまで疫学的手法によって誰がいつどこで感染したかの聞き取り調査を行い、その結果を医学的・統計的に解析したものに加えて、ウイルスの遺伝情報の変化を直接に調べることができるようになりました。それは、新型コロナウイルスがどこからどのように人に入ってきたかはもちろん、感染経路に加えこのウイルスの進化的起源さえも解明できるようになっています。

変異追跡システムでわかること

私が働くサウジアラビアの大学、アブドラ国王科学技術大学（ＫＡＵＳＴ）では、二〇一九年末、新型コロナウイルス感染症の始まりとともに、大学主導で新型コロナのウイルス進化に関する研究を行うタスクフォースを結成し、二〇二〇年三月に、先のパイプライン手法に基づいた新型コロナウイルスの変異追跡システムを立ち上げました。

新型コロナウイルスにおいて変異株が問題となることは、これまでのウイルス進化研究で分かっていたので、早い段階からウイルスの比較解析によって変異を追跡できるような仕組みを考えていました。そこで作られたのが、「ミューテーション・トラッカー（Mutation Tracker）」と呼ばれる変異株を追跡するシステムです。新しい変異が生じたときに、それがどこから発生して、どのような地域に広がっていったのか、それをリアルタイムに近い形で見ていくことが可能です。

突然変異とは前にも述べたように、ウイルスの遺伝情報であるゲノムにおいて、それを構成する塩基が変化する現象です。塩基のいくつかが欠失したり、付加される場合も時折見られます。いわばウイルスも自身の遺伝情報をコピーさせて、そのコピーを次の世代へ伝えるために増殖していくので、この仕組み自体は私たちと何ら変わりません。私たちの身体も同様に、ＤＮＡをコピーしてそれを子供に伝えて、生き永らえていくというのが生物の本来の姿で、これを自己増殖といいます。

ゲノムの遺伝情報をコピーしていくとき、コピーをするための酵素が存在します。その酵素がＲＮＡウイルスの場合には、すごく精度が低いものであると考えられています。そのため、コピーをする間にすぐに過ちを起こしてしまうような複製酵素なのです。それに比べ、私たち人間の

DNAを複製する酵素は、素晴らしいピカピカの性能を持っています。車でいえば、私たちのDNA酵素は、超一級のフェラーリのようなものです。一方、RNAウイルスの複製酵素はオンボロ車。そのために、コピーするときに誤りが起こり、その誤りが変異となっていくのです。逆に言えば、RNAウイルスが抗体から逃れながら、その変異を起こしていくためにボロボロの複製酵素が役立っているとみることもできます。

RNAウイルスの多くは、ボロボロの酵素で複製するので、その際に誤りを起こし、それが変異となるわけですが、そこからは、変異の起こりやすい場所や別の塩基に変わりやすいなどの特質が見てとれます。要するに、変異の特徴をいち早く掴むことができるのです。それらの特徴によって、感染性が高い変異などを見分けることもできるし、さらには、このウイルスの未来進化もある程度予測することも可能です。

例えば、ある変異が南アフリカで起こって、どんどん感染拡大して行く様子やイギリスでは別の変異が起こっていることなども手にとるように分かります。こうして感染していく過程について、全ゲノムの情報とそのウイルス株が単離された時間などの情報さえ分かれば、時間的推移や地域的拡散とともに変異のプロセスを即座に追跡していくことができます。

そのためには、まずウイルスゲノムの全情報を格納したデータベースが必要です。そして、このデータベースは毎日更新されていかなければなりません。データベースを用いて計算を行い、系統樹すなわちどこで変異が発生してどのように広がっていくかというその経路を図示して、変異を追跡していく。そうすることで、変異の由来と伝播してきた経路を知るとともに、それらを予測することもできるようになります。

現在、世界で一番使われているのは、ドイツの「ＧＩＳＡＩＤ（Global Initiative on Sharing Avian Influenza Data）」というデータベースです。二〇二一年六月現在、新型コロナウイルス感染者の約一〇〇万人分のゲノムの塩基配列情報がデータベースとして入っています。時間とともに凄い勢いでこのデータベースが充実しているのです。

私たちは、この「ＧＩＳＡＩＤ」と共同研究契約を締結のうえ、その総てのデータをコンピュータに毎晩ダウンロードして約四時間から五時間かけて計算し、翌日には総て新しいデータで新型コロナウイルスがどのような伝播をしているかについてグラフィックスで図示できるようになっています。これを日々公開している状況です。

こうして変異追跡システムで、世界中の新型コロナウイルスの変化状況を見ていると、どこで新たな変異が発生したか、どこで広がったかも分かります。もちろん変化の見られないところも如実に一目瞭然で、そこから今後の予測をすることも可能になるのです。

日本の課題とこれから

最後に、日本の方向性と今後の課題について若干触れておきたいと思います。

国立国際医療研究センターの臨床研究センター（センター長　杉浦亙先生）では、現在、国立感染症研究所と共に、新型コロナウイルスのゲノムデータベースを含む新型コロナウイルス感染者の臨床情報と臨床検体を集積した「統合データベースの構築と解析」プロジェクトが動き出しています。「REBIND（Registry of Clinical Data and Biospecimens of Infectious Diseases）」と名づけられたこのプロジェクトは、わが国の新型コロナウイルス感染症対策だけでなく、今後の新興・再興する病原性ウイルスの感染対策などにも大きな威力を発揮することが期待されています。このような統合データベースは、そのまま私たち人間がかかる他の疾病にも応用でき、ゲノム情報に基づいた医療を加速していくものと考えられます。

生物の科学『遺伝』一月号で新型コロナウイルスの特集を行った際に、データベースや変異のモニタリングの重要性について言及しました。ウイルス進化の観点で新型コロナを調べていると、二〇二〇年四月頃の段階で、すでに新しい変異が来るであろうということは分かっていて、やがてそれが問題になるということもある程度は予知できていました。そうした理由から、データベースやモニタリングが急務であるということをこの雑誌のなかで伝えたのです。現在、ＷＨＯの関連会議では、ウイルスのゲノム解析とモニタリングを可能とするバイオインフォマティクス解析のグローバルネットワークをどう構築するか、そこに議論の焦点が移ってきています。

翻って、ワクチン接種の受けとめ方にも容易ならざる問題があります。

周囲の人が新型コロナウイルスに対する抗体を持ち始めると、それが壁となってウイルスの伝播はある程度は終息していくということは既に述べました。しかし、そこにはどうしてもワクチン接種に参加できない人たちがいることも知っておかなければなりません。

一つは、ワクチン接種は何らかの理由で怖くて嫌だという「原理主義的拒否タイプ」。二つは、ファイザーやモデルナは受けるけれども、アストラゼネカをはじめ他の種類は不安で嫌だという「実利主義的拒否タイプ」、そしてワクチン接種を受けると、過去の経験から医学的に重篤な副反応が起こる可能性が高いという「医学的危険回避タイプ」です。こうした人たちを理解し容認しながら、集団免疫をいかに作り上げていくかが重要であると思われます。

ある程度ワクチンの効果が高まってくると、経済活動も再開が許されるようになるでしょう。その際には、現在の新型コロナウイルス対応のワクチンだけでは対応しきれないので、やはり変異に対応したワクチンや増殖阻害剤の開発も継続して行うことが緊要であると考えます。

実際、私たちの研究グループも、そうしたことを念頭に置きながら、すでに別の病気で米国のＦＤＡ（食品医薬品局）に許可されている薬剤のなかから増殖阻害剤としての効能をもつものを同定し、それらの臨床試験に向かおうとしています。おそらく今後の動向としては、変異対応のワクチン開発に視点が移っていき、そのあと再び増殖阻害剤の研究開発に光が当たっていくように思われます。

先進国でグローバルな経済活動が取り戻された暁には、東南アジア圏やアフリカ圏など十分なワクチン接種が受けられない地域への対応や、それらの地域で新たな変異が見られたときの対応策をどうするかが大きな課題になってくるように思われます。そうした状況にも対応できるように、特効的に有効な増殖阻害剤の開発の成功は、新型コロナウイルスの制圧にとって、今後の鍵になってくるように考えます。

不安解消！　Q＆A

Q　PCR検査ってなに？

A　新型コロナウイルスに感染しているかどうかを調べる検査です。感染していると「陽性」、感染していなければ「陰性」と判定されます。

Q　PCR検査はみな同じ？

A　同じPCR検査でも使用されるキットは、それぞれの場所で異なります。プライマーも違うこともあります。同じキットを用いても増幅させる回数が異なります。日本では増幅する回数について多く行っていたところ、調整する動きがあるようです。

Q　PCR検査の結果について、基準値や標準はある？

A　現在、民間の医療機関でもPCR検査を受けられるようになっていて、身近なところで簡単にできるようになりました。そのためのキットも開発されています。

PCR検査にはCT値といわれる値があり、これは、PCR検査でウイルス遺伝子の断片を取り出して、それを倍々にして増幅していくサイクル数のことですが、このCT値をどのように設定するか、それによって「陽性」か「陰性」かの結果が左右されてしまうので、このCT値を標準化していく必要があるように思われます。

Q　PCR検査の乱立が生む「偽陽性」の増加

A　日本ではPCR検査の際、増幅のサイクル数をおよそ四〇回を基準に同程度行うので、ウイルスの量が少なくても陽性と出やすい傾向があり、陰性のところを陽性と判断される「偽陽性」の可能性も出ています。それゆえ、サイクル数を三五回程度にする動きが出ています。

Q　PCR検査のプライマーとは？

A　PCR検査では、ウイルス遺伝子の一部を増幅していきますが、その目印になるところです。検査工程では、その目印をもとに増幅が始まることになります。

Q　PCR検査は万全？

A　PCR検査では、プライマーを基に多くの場合二か所から三か所を抽出し、それを増幅することによって判断していきますので、PCR検査では見つけられない、逃れてしまう変異株が存在することも可能性としてはあります。

Q　検査で変異株を逃さずに見つけ出すには、どうしたらいい？

A　ウイルスの全ゲノム解析を行う「ゲノム・シーケンシング検査」をお勧めします。そこでは、ウイルス全ゲノム解析をPCR検査と一緒に行うこともできます。

実際、全ゲノムを解析する「ナノポア」というUSBサイズの持ち運び可能な装置が既に開発されています。そうした装置を現場に運んでゲノム・シーケンシング検査を行う方向になっていけば、新しい変異株についても早い段階で見つけられるものと思います。ただしこの場合、ゲノム・シーケンシングの正確性が保証されていなければなりません。

Q　新型コロナウイルスは、人から動物に感染する？

A　これまでのところ、犬には明確な感染症状は確認されていませんが、犬にも感染します。猫の場合には、呼吸器症状や消化器症状があったとの報告がなされています。

新型コロナウイルスがペットから人に感染した報告はありませんが、猫は新型コロナウイルスの感受性が他の動物種よりも高い傾向にあり、感染実験では、猫が他の猫に感染させ得るという結果が出ています。また、他の動物でも人から動物へ感染するという報告がなされています。

Q　新型コロナウイルスの探知犬は、どれくらいの確率で当たる？

A　イギリスやフランスでの実験データでは、新型コロナウイルス感染者を八八パーセント～九八パーセントの確率で嗅ぎ分けるという結果が報告されています。

Q　新規感染者は、どの年代が多い？

A　これまでの統計から、比較的二〇代の若者が多いように思われます。

Q　スウェーデンの何もしない政策をどうみなす？

A　感染者が出始めた当初から、「行動制限」「外出制限」をしなかった例といえるでしょう。その結果、多くの高齢者に感染者が増え、重症化し亡くなりました。それゆえ、失敗といわざるを得ないと思われます。

Q　新型コロナウイルスのゲノムを収集したデータベースはどこにある？

A　データベースは、西洋文化の蒐集コレクションで「正確性」と「完全性」が担保されなければならないものです。

Q　データベースで何がわかるの？

A　二〇〇八年に設立された世界的な科学イニシアティブ「GISAID（Global Initiative on Sharing Avian Influenza Data）」は、インフルエンザおよびパンデミックの原因である新型コロナウイルスについて一次資料を提供する主体であり、そのゲノムデータについてオープンにアクセスすることを可能にしています。また、公共データベース「DDBJ・EBI・NCBI（GenBank）」の国際DNAデータバンクでも提供しています。

二〇二〇年一月に新型コロナウイルスの最初の全ゲノム配列が「GISAID」で利用可能になり、それによって新型コロナワクチン開発や新型コロナウイルスを検出する診断用検査など、パンデミックへの対応が可能となりました。

「GISAID」は、世界中における新しい変異株の出現を監視すべく、ゲノム疫学とリアルタイムのサーベイランス（監視観察）を行っています。その他、関係するデータベースもさまざまに出てきているので、インターネットで調べることをお勧めします。

＊医学的知見の必要な箇所については、WHO・厚生労働省の情報に基づいています。

あとがき

本書は、筆者が自ら新型コロナウイルス研究を進めるなかで、日々皆様から寄せられる質問や疑問、そして不安の声に応えようとまとめたものです。「ワクチンについて」、「新型コロナウイルスと変異株」、「COVID-19を終息させるためには」と三つのカテゴリーを念頭に置き、WHOが主催するCOVID-19に関する遠隔会議に出席した際の現状を踏まえるかたちで包括的に新型コロナの問題を扱い、皆様と一緒に新型コロナウイルスへの対処策を考えていければという気持ちから執筆しました。

私は現在、サウジアラビアの大学に勤務しています。通常なら、頻繁に日本と往来し二つの国で研究に明け暮れているはずですが、パンデミック以降、渡航制限が設けられ、二度のワクチン接種を終えた現在でも、なかなか容易には日本に戻れない不便さを感じています。

四月から五月にかけての中東のラマダン時期は、例年であれば帰国しているところでした。今年はイスラム教徒が神に祈りを捧げる聖なる静かなこの時期とその後のラマダン明け休日を活用して、新型コロナの問題の早い終息を願いながら、本書の執筆に多くの時間を費やしてきました。とくに日本では、mRNAワクチンに不安を抱えている人が多いことや、新型コロナウイルスに関する遺伝学的知見が少ないこと、とりわけウイルス進化の視点があまり語られていないことを知り、そうした鍵となる基本的な考え方を盛り込んだ書に仕立てることにしました。

具体的には、ｍＲＮＡワクチンの研究開発プロセスやその仕組みと有用性を説き、他のワクチンとの違いなどを示しました。皆様には、新型コロナワクチンの仕組みや効能を正しく把握した上で、実際にワクチン接種をするかどうかを決めていただき、たとえ接種が終わっていたとしてもこのワクチンに関して理解していただくことを期待します。

同時に、外敵である新型コロナウイルスを正しく知ることも大切です。ＷＨＯでは、新型コロナウイルスの変異株をウイルス進化の視点で理解しようという動きが強く、遺伝情報を基盤としたゲノムからウイルスの進化解析を行うことの重要性が強調されています。そうしたことからも、本書で述べたＡＩを多用したバイオインフォマティクス（生命情報学）の考え方と技術力が必要不可欠なものとならざるを得ません。

これは、まさに現代の生命科学の最先端であるゲノム進化解析そのものであり、新型コロナウイルス対策に決定的な意義をもたらすものです。新型コロナウイルスの進化過程に注目することは、絶え間なく発生し続ける突然変異をゲノムレベルでリアルタイムでモニタリングすることに通じます。これによって、変異を日常的に監視し、危険な変異が出現した場合や出現しそうな折には、いち早く重要な警告を発することができるのです。台風を警戒する気象予報や地震予知を行うように……。

先進国でワクチン接種が進むなか、この新型コロナウイルスの対策が今後東南アジアやアフリカ諸国で重点的に必要になってくるでしょう。そこでの感染対策が成功しない限り、このパンデミックは終息しないものと思われます。さらに、宿主である人の遺伝的な特質によって、感染後に引き起こされる重症化リスクの程度の違いなども徐々に明らかになってきています。このため、COVID-19の患者に対するヒトゲノム解析も必然的に行われていくと思われます。

このように将来的な視野も含めて新型コロナウイルスへの対応策が考えられるのが、ゲノム情報に基づく「ウイルス進化」解析を基調とした知見のなせる技であり、その重要性はますます増すものと確信しています。

本書を執筆そして刊行するにあたっては、多くの方々にお力添えをいただきました。春秋社の神田明社長には、緊急出版を即決していただき、企画から完成に至るまで変わらぬ励ましと有益な助言をいただきましたことに厚く御礼申し上げます。そして、編集者の牧子優香氏の情熱と昼夜を問わないご協力とご尽力なしには、この本は決して完成に至らなかったでしょう。さらに同社顧問の高梨公明氏と小林公二編集長にも大変お世話になりました。感謝の意を表したいと思います。

本書の校閲では、遠藤俊徳教授（北大）、大柳一上級研究員（KAUST）、小倉淳教授（長浜バイオ大）、後藤康丞上級研究員（KAUST）、小林敬典客員教授（北里大）、中川草講師（東海大）、峯田克彦主幹研究員（KAUST）の先生方にお忙しいところお世話になりました。急な校閲依頼にもかかわらず、有用なコメントを多数くださり深く感謝申し上げます。

最後に、コロナ禍でなかなか帰国できない状況でも、遠方でいつも筆者の健康を気遣い、本書の執筆を見守り支えてくれた家族に、ささやかながら「ありがとう」の気持ちを示したいと思います。

どうか新型コロナウイルスと人類との闘いが一刻も早く終息し、平穏な日常が取り戻されることを祈念しつつ筆を擱かせていただきます。

二〇二一年六月　サウジアラビアの紅海沿いの「ＫＡＵＳＴ」にて

五條堀　孝

Ketcheson, Victor M. Eguíluz, Susana Agustí, Juan Fernández-Gracia, Tahira Jamil, Elisa Laiolo, Takashi Gojobori, and Intikhab Alam, bio Rxiv, 2021.
https://doi.org/10.1101/2021.03.27.437300

Indigenous Arabs have an intermediate frequency of a Neanderthal-derived COVID-19 risk haplotype compared with other world populations, Mineta, K., Goto, K., Gojobori, T., Alkuraya,F., *Clinical Genetics*, 2020, (99(3)), pp.484-485(eBook).

Rise and Fall of the Global Conversation and Shifting Sentiments During the COVID-19 Pandemic, X. Zhang, Q. Yang, S. Albaradei, X. Lyu, H. Alamro, A. Salhi, C. Ma, M. Alshehri, I. Jaber, F. Tifratene, W. Wang, T. Gojobori, C. Duarte, and X. Gao, *Humanities and Social Sciences Communications*, 2021(in press).